HYGIÈNE

DES GOUTTEUX

Te 107.
85 bis

PARIS. TYPOGRAPHIE A. HENNUYER, RUE DU BOULEVARD, 7.

HYGIÈNE

DES

GOUTTEUX

PAR

LE Dr A. LARTIGUE

Chevalier de la Légion d'honneur

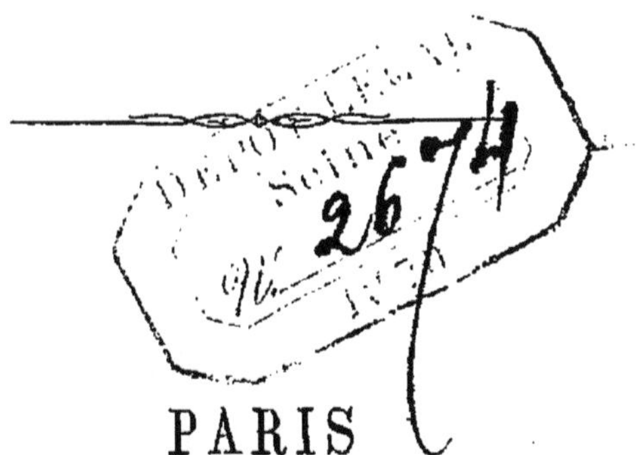

PARIS

E. DENTU, LIBRAIRE, PALAIS-ROYAL

15 ET 17, GALERIE D'ORLÉANS

—

1870

PRÉFACE

L'hygiène des goutteux, c'est-à-dire l'étude des préceptes à suivre dans l'intervalle des crises, est au moins aussi importante que l'étude même du traitement de la goutte.

M. Réveillé-Parise a dit avec raison, en parlant des soins hygiéniques : « *Sans eux, aucun remède* ne peut avoir une efficacité constante et réelle. » Quelle que soit la nature de la médication que l'on emploie, pilules, liqueur, teinture, etc., on pourra arriver plus ou moins vite, plus ou moins sûrement à dissiper les accès, à faire disparaître les nodosités et les dépôts cal-

caires, mais on n'arrivera pas à changer
cette disposition générale de l'économie qui
ramène le retour des attaques et qui seule
constitue la goutte. Je l'ai déjà dit ailleurs[1],
calmer en quelques heures les douleurs
d'une crise, dissiper les attaques en un ou
deux jours, les éloigner, en prévenir dans
certains cas le retour, comme le font les
Pilules de Lartigue, ce n'est pas encore
guérir la goutte; la cause subsiste, la disposition générale n'est pas modifiée; les
effets et les symptômes par lesquels elle se
manifeste sont victorieusement combattus;
c'est beaucoup sans doute, mais ce n'est
pas tout. Si la guérison de la goutte est
possible, et, à notre avis, elle l'est dans un
grand nombre de cas, ce n'est que par l'association raisonnée et longtemps continuée
de notre médication et des ressources que

---

[1] *Manuel des goutteux*, p. 58.

l'hygiène met à la disposition des goutteux. Qu'on lise attentivement la première partie de ce volume, consacrée à la nature et aux causes de la goutte, et l'on comprendra sans peine que ce n'est pas un médicament seul, quelque efficace, quelque spécifique même qu'il puisse être, qui arrivera à modifier ou à changer les causes si diverses dont la combinaison produit les affections goutteuses. — J'ai déjà insisté sur ce point dans un paragraphe du *Manuel des goutteux,* que son importance m'engage à reproduire ici : « La guérison de la goutte, si elle est possible, est une affaire de toute la vie, au lieu d'être une affaire d'un jour. Médication, régime, climat, habitudes, exercice, affections morales, vêtements, etc., tout doit concourir à la fois au traitement. Et ce n'est pas trop, car le résultat que l'on veut obtenir est immense : il ne s'agit de rien moins, en effet, que d'étouffer une disposition héréditaire, de changer la manière d'être d'un système nerveux, de rétablir des sécrétions suspendues, de régulariser le jeu des fonctions laissées inactives, et de diriger l'alimentation dans tel sens plutôt que dans tel autre; résultat éminemment complexe qu'il y aurait folie à demander à un seul agent médical, et que les ressources de l'hygiène, combinées avec une médication raisonnée, peuvent seules procurer d'une manière plus ou moins complète. »

Ce volume est divisé en quatre parties.

La première comprend quelques considérations générales sur la nature et la cause de la goutte, destinées à bien faire ressortir l'importance et la nécessité de l'hygiène dans le traitement de cette maladie.

La deuxième est consacrée tout entière à l'*hygiène des goutteux*, c'est-à-dire à l'alimentation qu'ils doivent préférer, aux habitudes qu'ils doivent prendre, conserver ou perdre, en un mot à la manière de disposer leur vie dans l'intervalle des accès.

La troisième est relative aux contrefaçons des Pilules de Lartigue, aux diverses formules qui ont été publiées et aux dangers que ces contrefaçons présentent au double point de vue de la sécurité du traitement et de l'hygiène des goutteux.

La quatrième enfin contient, indépendamment d'un grand nombre d'*observations pratiques* sur les effets des Pilules de Lartigue, tous les articles publiés dans les journaux de médecine.

PREMIÈRE PARTIE

CAUSE ET NATURE DE LA GOUTTE

PREMIÈRE PARTIE.

CONSIDÉRATIONS GÉNÉRALES SUR LES CAUSES ET LA NATURE DE LA GOUTTE.

Il y a deux cents ans environ qu'un médecin bourguignon, nommé Dariot, plaça en tête d'une dissertation sur la goutte le singulier quatrain que voici :

> Médecins, soyez hors de doute,
> Dariot va rendre en ce tableau,
> La goutte, où vous ne voyez goutte,
> Claire comme une goutte d'eau.

Ce qui ne l'empêcha pas d'écrire la dissertation la plus obscure peut-être de toutes celles qui sont arrivées jusqu'à nous. Or ce que Dariot fit il y a deux siècles, bien d'autres l'ont fait depuis, et l'on a tant écrit sur la goutte, qu'il serait facile, comme on l'a dit avec raison, de composer une bibliothèque étendue des seuls ouvrages consacrés à cette cruelle maladie. Tous ces ouvrages, il est vrai, ne présentent pas le même caractère : beaucoup, publiés moins dans l'intérêt de la science que dans celui de leurs auteurs, n'étaient destinés, à l'époque de leur apparition, qu'à développer une théorie conduisant à l'application d'un traitement qu'on se réservait d'appliquer ; mais même, abstraction faite de ceux-ci, le nombre des travaux sérieux entrepris en vue d'éclairer les différents points de cette affection est encore immense. Plusieurs d'entre eux sont signés de noms dont s'honore avec raison la science médicale : Sydenham, F. Hoffmann, Musgrave, Halle, A. Leroy, Barthez, etc.; et de nos jours Chomel, Ferrus et Réveillé-Parise. Cependant tout est encore obscurité, doute, incertitude dans l'histoire de la goutte ; on sent, à chaque pas qu'on fait dans son étude, qu'il y a là une inconnue qu'on n'a pas réussi à dégager encore, et qui peut seule donner la clef de tous ses phénomènes : cette inconnue, c'est sa nature. Qu'est-ce, en effet,

que la goutte? La réponse à cette question
éclaicirait tout : ses causes se dévoileraient
au lieu de rester dans le vague, ou nous les
verrons bientôt ; leur mode d'action s'expli-
querait, et peut-être enfin l'ensemble de ces
connaissances nouvelles conduirait, sinon à
l'indication immédiate d'un traitement certain, du moins à la recherche de moyens
rationnels. La médecine n'a pas même, sur
la nature de la goutte, ces premières notions
qu'elle possède sur la nature de la plupart
des maladies, et qui sont pour leur traitement la source de précieuses et fécondes
indications.

On sait, par exemple, que la pneumonie,
la pleurésie sont des inflammations ; que
tous les phénomènes qui se rattachent à
l'hystérie sont le résultat de troubles nerveux, ayant pour point de départ un organe
spécial de l'économie ; que la syphilis est due
à la présence d'un virus particulier. Pour la
goutte, on n'a pas même ce premier élément

de son histoire. Elle revêt, il est vrai, le plus souvent, la forme inflammatoire, et cependant il est impossible de la considérer comme une inflammation simple ; les antiphlogistiques ne la guérissent pas ; en outre, mille circonstances particulières qu'on observe dans son mode d'apparition, dans sa marche, dans ses formes, la différencient de ce genre de maladies. Est-ce une affection nerveuse ? Je suis porté à le croire, mais comment le prouver ? Est-ce une maladie spécifique, mais en quoi consiste la spécificité de la goutte ?

Cependant, si toutes les recherches auxquelles on s'est livré sur cette singulière maladie n'ont pas permis encore d'en déterminer la nature, elles ne sont pas, non plus, restées stériles. Les diverses formes de la goutte ont été bien étudiées, et l'œil du praticien risque moins de les méconnaître lorsqu'il les rencontre. On sait aujourd'hui quelles sont les conditions qui favorisent d'une manière spéciale le développement de la disposition goutteuse. Enfin le traitement lui-même, quoique n'ayant guère marché que d'après les inspirations capricieuses de l'empirisme, ou de théories erronées, n'est pas sans avoir gagné quelque chose. En un mot, il est certain que si l'on dressait, à l'heure qu'il est, le bilan de la science en ce qui concerne la goutte, nous nous trouverions infiniment plus riches qu'on ne l'était autrefois.

Nous ne parlerons ni des symptômes, ni de la marche, ni des formes de la goutte. Sur tous ces points, les goutteux, pour lesquels nous écrivons, en savent autant que nous, et il n'est peut-être pas un seul d'entre eux qui ne puisse décrire une attaque avec autant de vérité que le ferait le pathologiste le plus instruit.

Nous n'entreprendrons pas davantage de passer en revue tous les moyens employés contre cette affection, et d'en apprécier la valeur : ceux qui l'ont été sans succès sont inutiles à rappeler, et quant à ceux dont on peut espérer quelques avantages, nous aurons occasion de les signaler plus loin.

Deux points seuls nous arrêteront quelques instants. Le premier est la détermination précise du sens qu'on doit donner au mot *goutte*. Le second est relatif à l'étude des causes ; cette étude est en effet d'une importance extrême pour le traitement hygiénique.

La goutte n'est point une affection locale. Ce n'est pas une de ces maladies qui, s'établissant sur un point de l'économie, y parcourent leurs périodes, y épuisent leur action et disparaissent, ne laissant dans l'organisme aucune disposition capable de provoquer leur retour. Comme la plupart des maladies héréditaires, la goutte est le résultat d'une modification générale, qui, lorsqu'elle se localise en un point, ne perd nullement ses droits de s'établir sur un autre, et qui, lorsqu'elle disparaît, laisse toujours dans la place un complice prêt à lui en livrer l'entrée. On est goutteux avant que la première attaque se déclare ; car la disposition en vertu de laquelle les premières douleurs se font sentir se prépare de longue date ; ce qui revient à dire que la diathèse, la modification générale préexiste à l'excès, à la localisation. La goutte, étant une affection de l'économie tout entière, peut attaquer tous les organes, tous les tissus ; elle prend alors la forme des maladies les plus diverses : fixée sur les nerfs qui président aux fonctions respiratoires, elle revêt les caractères de l'asthme ; sur les nerfs cardiaques, ou sur l'enveloppe du cœur, ceux de l'angine de poitrine ; sur les intestins, ceux de l'entéralgie, etc. Cependant elle a des parties qu'elle affecte plus spécialement, et où sa présence est heureusement moins grave, ce sont les articulations. Ce caractère de pouvoir se fixer sur divers points et sur des

tissus différents, tout en conservant une préférence marquée pour quelques-uns d'entre eux, n'appartient pas exclusivement à la
goutte : il est commun à toutes les affections
constitutionnelles.

On a dit souvent que la goutte était un
Protée aux mille formes ; elle ne l'est que
comme le sont toutes les affections générales
et notamment les affections scrofuleuses, et
les affections syphilitiques. Dans un langage
sévère, le mot de *goutte* devrait être proscrit,
comme celui de *scrofule*, pour être remplacé
par celui de *maladies goutteuses,* de *maladies scrofuleuses.* Cette remarque n'a point
échappé à Barthez, et le bel ouvrage qu'il a
consacré au sujet qui nous occupe a pour
titre *Traité des maladies goutteuses,* et non
Traité de la goutte. C'est qu'en effet la goutte
n'existe pas comme entité morbide ; c'est
un état général, qui se manifeste le plus souvent, il est vrai, sur les articulations, mais
qui peut attaquer également tous les organes,

et là se montrer avec les apparences les plus diverses, c'est-à-dire avec celles des maladies propres aux organes qu'il envahit.

Ce point établi, rappelons brièvement ce que l'observation a appris relativement aux causes de la goutte.

S'il n'est pas possible d'établir, d'une manière certaine, la cause ou les causes de la goutte, il est incontestable du moins qu'on peut déterminer les conditions au milieu desquelles on la voit le plus habituellement se produire, et les particularités d'âge, de sexe, de tempérament, de régime qui en favorisent l'apparition et le retour.

Une opinion généralement accréditée parmi les gens du monde et même parmi les médecins, quoique l'observation lui donne de fréquents démentis, c'est que la goutte résulte des excès de table, et de l'abus des plaisirs de l'amour : *podagra ex baccho et venere nata*. Cette assertion, présentée d'une manière absolue, est fausse. Pour ma part, je n'aurais que peu de faits à citer dans lesquels l'action de ces deux causes pût être invoquée avec vérité. Je ne nie pas que l'abus des boissons alcooliques, l'usage constant d'une nourriture fortement animalisée, les commotions imprimées au système nerveux par les excès vénériens, et l'affaiblissement ou les troubles qui en résultent n'aient une part dans la production de la diathèse goutteuse chez certains individus ; mais je n'hésite pas à déclarer que l'action de ces causes n'est pas aussi générale qu'on l'admet, et que, lorsqu'elles existent réellement, elles ne font que combiner leur influence avec celle de causes beaucoup plus actives. S'il en était ainsi, si la goutte résultait exclusivement de ces deux sortes d'abus, comment expliquerions-nous l'immunité complète dont jouissent les gens du peuple, qui sous le rapport des boissons alcooliques et des excès vénériens ne le cèdent en rien aux gens du monde ? Ces causes agissent

également chez eux ; mais comme elles ne
suffisent pas pour produire la goutte, et que
les autres conditions qui pourraient la faire
éclater ne se rencontrent pas, il en résulte
que la goutte est excessivement rare chez
eux.

Qu'on ne s'y méprenne pas ; je ne nie
point, je le répète, l'influence de ces deux
causes ; mais j'affirme qu'elles ne sont point
aussi générales, aussi puissantes qu'on le
croit. Je sais qu'il est un grand nombre de
goutteux, à constitution forte, à embonpoint
considérable, qui, pour nous servir d'une
expression vulgaire, ont fait toute leur vie
un *dieu de leur ventre;* mais je sais aussi
qu'il en est un nombre plus considérable
qui ont été constamment d'une sobriété
exemplaire ; ceux-ci, à tempérament sec plutôt que sanguin, se soumettent en vain, pendant plusieurs années, à toutes les exigences
d'un régime sévère ; la goutte n'en continue
pas moins à accomplir ses périodes. L'expres-

sion de *goutteux* semble entraîner l'idée
d'homme à large poitrine, à constitution
vigoureuse, à appareil digestif très-actif ;
mais il s'en faut de beaucoup qu'il en soit
toujours ainsi, et j'ai observé la goutte bien
des fois dans des conditions physiologiques
tout à fait contraires. J'insiste sur ce point,
car il tend à détruire une proposition qui,
vraie dans de certaines limites, cesse de l'être
par l'extension qu'on lui donne généralement ; j'y insiste surtout parce que, comme
on le verra plus loin, il y a là la solution
d'une question de la plus haute importance
en ce qui concerne le régime des goutteux.

Admettons donc que l'emploi des excitants
de toutes sortes, l'usage d'une nourriture
substantielle, fortement animalisée, placent
le corps dans une des principales conditions
au milieu desquelles se montre la goutte ;
mais n'en faisons pas les seules causes de
cette maladie, et recherchons quelles sont
les autres circonstances qui concourent avec

elles à développer le germe de cette affection.

On a invoqué l'âge ; tous les auteurs
ont fait remarquer, en effet, que la goutte
est excessivement rare avant vingt à vingt-
cinq ans. Scudamore a présenté un tableau
basé sur des nombres assez considérables
pour ne laisser aucun doute à cet égard.
Cela se conçoit parfaitement. Les vingt premières années de la vie sont précisément
celles où ne se rencontre aucune des conditions que nous considérons comme favorables au développement de la disposition
goutteuse. Elles ne sont pas en effet l'âge
des excès de nourriture, ou du moins ceux
qu'on peut faire alors perdent entièrement
leur caractère d'excès ; car, à cette époque,
tous les matériaux fournis au corps par une
alimentation même constamment excessive
sont employés pour le développement et
l'entretien des organes. En outre, le système
nerveux, auquel, comme on le verra plus

loin, nous faisons jouer un rôle important dans la production de la goutte, n'est point encore entièrement développé ; il n'a pas encore été mis en jeu, et les petits soucis, les tracas de l'enfance, les préoccupations même du travail de cet âge sont bien peu de chose en comparaison des émotions vives, de cet état de tension perpétuel de l'intelligence qui sont le partage nécessaire de l'âge mûr et de certaines conditions sociales.

On a également invoqué le sexe, et l'on a fait observer, avec raison, que la femme n'était que très-rarement sujette à la goutte. Elle aussi cependant se trouve souvent entraînée à partager ces excès de table, cet usage quotidien d'une nourriture succulente et toujours bien fournie, qu'on affirme produire le plus souvent la goutte chez l'homme. D'où vient donc cette immunité dont elle a le bonheur de jouir ? On a fait intervenir, pour l'expliquer, le flux menstruel, et, mettant à profit un aphorisme d'Hippocrate qui dit que « la femme n'est point affectée de la goutte à moins que la menstruation ne soit terminée, » on a prétendu qu'elle ne devait ce précieux privilége qu'à ses pertes régulières.

Le fait énoncé par l'aphorisme d'Hippocrate est parfaitement vrai : on ne rencontre la goutte que très-rarement chez les femmes, et en général ce n'est qu'après l'âge de retour ; mais je crois que l'interprétation qu'on en a donnée n'est pas aussi exacte : si la rareté de la goutte chez la femme n'était que le résultat de la menstruation, et si, pour rentrer tout à fait dans les idées de ceux qui attribuent cette maladie à l'accumulation dans l'organisme de matériaux surabondants, elle n'échappait à la goutte que par la faculté qu'elle a de se débarrasser chaque mois de cet excès de vie, l'immunité dont elle jouit devrait être beaucoup moins absolue ; car rien n'est plus fréquent que de voir des troubles longtemps prolongés de la menstruation, des suppressions durant des mois, des années entières ; et cependant, que cette suppression soit constante, qu'elle soit plus ou moins longue, la goutte, malgré souvent la réunion des autres conditions qui président à son développement, n'en demeure pas moins un fait exceptionnel chez la femme.

On verra bientôt, quand nous traiterons de l'influence du système nerveux, la manière dont nous comprenons et dont nous expliquons cette immunité.

L'influence de l'hérédité sur le développement de la goutte est un fait impossible à nier ; ce qui ne veut pas dire qu'un individu né de parents goutteux ne puisse, à l'aide de certains soins, en éloignant toutes les autres conditions qui favorisent l'apparition de la goutte, échapper à cette affection, mais seulement que le fait de la présence de parents goutteux parmi les ascendants est une chance de plus qui doit faire redouter le dé-

veloppement de cette affection. L'hérédité
ne transmet pas la maladie, mais seulement
la disposition à la contracter. Il règne, à
l'égard de cette influence, une opinion qui
n'est peut-être pas erronée : c'est que la
goutte saute une génération, et qu'elle nous
est souvent léguée par notre aïeul plutôt que
par notre père. Ce fait peut sembler extraor-
dinaire au premier abord, mais il n'est pas
sans analogue dans l'histoire de l'hérédité.
Nous voyons tous les jours, par exemple,
des enfants n'offrir aucune ressemblance
physique ou morale avec leur père ou leur
mère et en présenter une frappante avec
leur aïeul ; c'est le même type de physio-
nomie, le même caractère, le même tempérament. Pourquoi ce que nous observons
dans l'ordre physiologique ne s'observe-
rait-il pas également dans l'ordre patholo-
gique? Au surplus, l'influence de l'hérédité
comme cause prédisposante de la goutte
n'est sérieusement contestée par aucun au-

3.

teur. Quelques-uns, il est vrai, ont trouvé une objection dans la longueur de l'intervalle qui sépare le jour de la naissance de celui où éclate la disposition héréditairement transmise. Mais cette objection est sans valeur ; car si, parmi les principes qui sont légués aux enfants par leurs parents, il en est qui, comme le vice syphilitique, comme le tempérament scrofuleux, éclatent peu de temps après la naissance, il en est aussi qui sommeillent pendant de longues années et ne se réveillent que lorsque le sujet se trouve soumis à toutes les autres influences nécessaires à son développement ; tel est, par exemple, celui qui préside à la formation des tubercules pulmonaires, de cette horrible phthisie, qui, après nous avoir laissés dans une sécurité trompeuse pendant vingt à vingt-cinq années, apparaît tout à coup, et vient porter le désespoir dans nos familles ; telle est aussi la disposition goutteuse. C'est un germe déposé au sein de notre organisation au moment même de la naissance, et qui attend pour se manifester l'ensemble de quelques autres conditions sans lesquelles son développement n'aurait pas lieu, semblable à la graine, qui, quoique possédant en elle un principe de vie, attend des jours, des mois, des années même les conditions d'humidité, d'air et de soleil qui lui sont nécessaires pour germer. De là vient que, quoique goutteux par droit de naissance, on peut cependant échapper à cette affection en se plaçant dans des circonstances opposées à celles qui provoquent la disposition goutteuse ; de même qu'on peut, jusqu'à un certain point, échapper à la tuberculisation pulmonaire en vivant sous un climat et dans des conditions contraires à celles que la phthisie réclame pour se montrer. On cite un fait, rapporté par Loubet dans ses *Lettres sur la goutte*, qui vient à l'appui de cette proposition. Un goutteux eut deux fils : l'un vécut à ses côtés de la même vie, ayant les mêmes

habitudes ; il fut goutteux comme lui. L'autre, au contraire, fut forcé de s'éloigner de
sa famille ; il eut une vie active, une nourriture différente, cela suffit pour le préser-
ver ; et cette disposition héréditaire qu'il
portait en lui, abandonnée à elle-même, dé-
gagée des autres influences qui devaient la
féconder en quelque sorte, cette disposition,
disons-nous, resta sans effet, incapable de
se développer seule.

Quelques auteurs ont considéré l'absence
de la transpiration comme la cause unique
de la goutte, et ils ont fait observer que si les
gens du peuple en étaient exempts, malgré
les excès auxquels ils s'abandonnent quelquefois, c'est que leurs travaux de chaque
jour les plongent constamment dans une atmosphère de sueur des plus salutaires pour
leur santé.

C'est encore là une de ces assertions dont
on compromet la vérité par l'extension qu'on
prétend leur donner. La goutte n'est pas plus

le résultat du seul manque de transpiration cutanée qu'elle ne l'est des seuls excès de table ou des seuls excès vénériens. Il y a entre cette proposition et la vérité toute la distance qui sépare le relatif et l'absolu. Si les faits étaient nécessaires, j'en citerais un grand nombre qui s'inscriraient en faux contre cette opinion. La plupart des goutteux, à forte corpulence, à embonpoint considérable, transpirent au contraire avec une extrême facilité, et sourient en entendant la cause que quelques systématiques prétendent assigner à leur goutte. Mais ce qui n'est pas vrai pour eux l'est en partie pour quelques autres. Il est incontestable que chez un certain nombre d'individus la goutte reconnaît, non comme cause unique, mais comme cause aggravante, une sécheresse habituelle et plus ou moins prononcée de la peau. C'est à l'iufluence de cette cause qu'est due la fréquence de la goutte dans les pays froids et humides ; le sang reflue de la périphérie vers le centre ;

les organes intérieurs en reçoivent un surcroît d'action qui rend le régime animal et l'emploi des boissons alcooliques pour ainsi dire nécessaires. L'influence de cette cause explique aussi l'utilité, si souvent constatée, des sudorifiques dans la goutte, et les succès obtenus quelquefois par un ensemble de moyens particuliers dont nous aurons occasion de parler plus tard, et qui constitue la méthode de traitement connue sous le nom d'*hydrothérapie*.

Mais, de toutes ces influences, de toutes ces conditions au milieu desquelles se produit la goutte, et qui n'agissent le plus souvent qu'en se combinant entre elles, il n'en est pas, à notre avis, de plus puissante que celle du système nerveux. Bien peu d'auteurs paraissent en avoir compris l'importance. Quelques-uns ont fait intervenir les nerfs dans l'histoire de la goutte ; mais c'est pour placer en eux, ou tout au moins dans leur enveloppe, le siége de la maladie plu-

tôt que pour étudier son influence sur sa
production. Il n'y a guère que M. Réveillé-
Parise qui ait fait à cette cause la large part
qu'elle mérite. Pour moi, je ne crains pas de
le dire, il n'en est pas de plus puissante.
Cette influence d'un système nerveux actif et
développé, je la retrouve partout, aussi bien
dans le tempérament des goutteux que dans
les traits principaux de la maladie ; la goutte
a en effet des caractères qui ne peuvent ap-
partenir qu'à une affection dans laquelle l'é-
lément nerveux joue le principal rôle. La
suite de ces remarques va le prouver.

Il est impossible d'abord de ne pas reconnaître la prédominance nerveuse dans la
constitution ordinaire des goutteux. Ils sont
en général impatients, irritables, d'un caractère vif, impressionnable, d'un esprit prompt,
qui, chez quelques-uns d'entre eux, n'est
jamais plus prononcé que pendant les crises.
Les attaques de goutte viennent alors ajouter
à cette excitabilité ; la moindre chose irrite les

malades, un mot les transporte ; un geste, un mouvement qu'ils n'ont même pas ressenti leur fait pousser les hauts cris ; et Sydenham a pu dire avec raison que chaque accès de goutte pourrait aussi bien être appelé un accès de colère. Leur imagination s'anime au milieu des souffrances ; le grand Condé n'avait, dit-on, jamais plus d'esprit que pendant ses attaques de goutte. Cette impressionnabilité ne disparaît pas avec l'accès ; quoiqu'elle s'éteigne en partie, le caractère des goutteux en offre encore des traces dans l'intervalle des crises. Ils restent irritables, ils se *montent* facilement, selon l'expression vulgaire, et ce n'est pas sans motif que, faisant allusion à cette excessive irritabilité, Duret a pu s'écrier, en parlant aux goutteux : « Quand vous avez la goutte, que vous êtes à plaindre ! Quand vous ne l'avez pas, que vous êtes à craindre ! »

On conçoit facilement que tout ce qui tend à augmenter cette prédominance du système nerveux doit avoir une influence extrême sur le développement de la disposition goutteuse et sur la fréquence de ses manifestations. Voilà pourquoi les affections vives de l'âme, les contrariétés de la vie, les travaux de l'esprit, l'étude opiniâtre, les méditations prolongées, l'application aux grandes affaires politiques et administratives prédisposent à cette maladie et lui donnent beaucoup d'intensité. Voilà pourquoi les gens du peuple, qui se livrent cependant à de fréquents excès vénériens, qui s'exposent à toutes les intempéries des saisons, et qui chaque jour contractent les affections qui résultent de la suppression de la transpiration cutanée, comme les rhumatismes, par exemple, ne contractent cependant pas la goutte : il leur manque ce développement du système nerveux, cette vie de l'intelligence dont l'excès est précisément la cause principale de cette maladie. Voilà pourquoi aussi bien des gens riches, qui par leur position et leurs habitudes sont exposés à toutes les autres causes de la goutte, mais qui croupissent dans leur oisiveté, et dont l'intelligence est inactive et lourde comme leur corps, ne sont pas toujours condamnés à la goutte ; et comment, au contraire, bien des gens sobres, qui n'ont jamais connu d'excès d'aucun genre, dont la constitution est quelquefois sèche et grêle, par cela seul que leur vie ordinaire se passe dans un travail intellectuel très-marqué, dans un état d'excitation morale à peu près constant, finissent par être atteints de cette affection.

Cette influence du système nerveux sur la production de la goutte se montre bien plus sensible encore dans la manière dont se reproduisent les accès chez quelques goutteux. Beaucoup savent qu'il leur suffit d'un travail d'esprit un peu prolongé, d'une préoccupation vive, d'une émotion violente pour ramener leurs souffrances. L'illustre Sydenham, auquel nous devons un ouvrage sur la goutte d'autant meilleur qu'il souffrit trente ans de cette affection, raconte, dans sa dédicace au docteur Short, « que l'ardeur qu'il mit à la composition de son livre lui valut un des plus violents accès de goutte qu'il ait jamais éprouvés ». Van Swieten rapporte qu'un géomètre goutteux ramenait ses attaques pour ainsi dire à volonté, en s'appliquant à la solution d'un problème difficile. Plusieurs auteurs ont cité l'exemple du pape Grégoire le Grand, chez lequel un travail d'esprit rappelait constamment les accès de goutte. J'ai été consulté par un jeune prêtre de la Vendée, âgé de trente-six ans environ, qui se trouvait dans le même cas : il était d'une constitution sèche, ne présentant aucun des attributs qu'on reconnaît généralement au tempérament goutteux, mais il était doué d'une excitabilité nerveuse excessive et qui se traduisait même quelquefois, à l'occasion d'émotions très-vives, par de légères convulsions. Il ne comptait aucun parent goutteux dans sa famille ; il avait eu déjà plusieurs attaques qui toutes avaient été occasionnées par des causes morales ; il lui suffisait, par exemple, la veille des jours de grande fête, d'écouter en confession un assez grand nombre de fidèles pour être pris d'une attaque de goutte qu'il rapportait lui-même à la fatigue qu'éprouvait son esprit d'une attention soutenue pendant plusieurs heures. Je puis citer encore l'exemple qu'il m'est donné d'observer dans la personne d'un de nos plus illustres compositeurs, je veux parler de l'auteur de *la Grande Duchesse*, de *la Belle Hélène*, de *la Chanson de Fortunio* et de tant d'autres partitions remarquables qui depuis plusieurs années enrichissent les théâtres du monde entier. J. Offenbach est goutteux ; qui le dirait en le voyant ? D'un tempérament sec, d'une maigreur proverbiale, d'une sobriété extrême, mais d'une vivacité, d'un esprit, d'une activité incroyables, c'est toujours à la suite des exagérations de travail auquel le succès le condamne qu'un accès de goutte vient le surprendre ; c'est quand, cédant aux sollicitations rivales de deux et souvent de trois administrations théâtrales, il leur abandonne à la fois et ses jours et ses nuits que son implacable ennemie se montre. Il en a fait encore la cruelle épreuve en novembre dernier, à propos de *la Princesse de Trébizonde* et des *Brigands*, dont les premières représentations ont été retardées par une violente attaque de goutte que le travail lui avait donnée, mais que le succès lui a bien vite fait oublier.

On a souvent répété que la goutte était la maladie des gens riches ; il serait peut-être plus vrai de dire qu'elle est la maladie des gens d'esprit, et par *esprit*, j'entends parler de l'activité intellectuelle [1].

En voyant la large part que j'accorde au système nerveux dans la production de la

[1] Voir plus loin, au paragraphe intitulé *Veilles, sommeil, affections morales, passions.*

goutte, on doit comprendre comment s'explique l'immunité dont jouit la femme. Chez elle, la vie de l'esprit est loin d'avoir cette activité constante qu'elle présente chez certains hommes. Chargée de la surveillance intérieure de la famille, s'abandonnant tout entière aux doux sentiments de la maternité, son cœur n'est tourmenté ni par ces préoccupations ni par ces incertitudes qui dans certaines conditions sociales, tenant l'esprit de l'homme constamment en éveil, finissent par modifier son caractère et par le surexciter de la façon la plus fâcheuse pour sa santé. Quelques femmes, il est vrai, offrent un développement extrême du système nerveux qui, d'après les idées que je soutiens, semblerait devoir être chez elles une cause puissante de la disposition goutteuse ; mais il faut remarquer que ce développement, qui présente les degrés les plus variés, depuis la simple *vapeur* jusqu'à l'accès hystérique le plus prononcé, est loin d'offrir le même caractère que celui qu'on observe chez l'homme. Chez la femme, c'est une disposition morbide, passagère, ayant son point de départ dans l'utérus, n'agissant que par instants ; chez l'homme, au contraire, c'est un état habituel, finissant par se substituer à l'état ordinaire de l'individu, émanant du cerveau, pour aller de là réagir sur l'économie tout entière et la modifier. On ne retrouve pas chez la femme ces préoccupations, ces veilles, ces travaux incessants de la pensée, en un mot, cette exaltation intellectuelle qu'on observe chez certains hommes. J'ai la conviction profonde que c'est là la cause principale de l'heureux privilége qu'elle possède d'être, à de rares exceptions près, épargnée par la goutte. Je m'empresse d'ajouter, du reste, que l'effet de l'évacuation menstruelle à laquelle elle est soumise n'est pas étranger à ce résultat; seulement il n'en est pas la cause unique, comme quelques auteurs l'ont avancé. Si l'existence du flux périodi-

que chez la femme était la seule cause de la
rareté de la goutte chez elle, cette cruelle
affection devrait être beaucoup plus fré-
quente qu'elle ne l'est après l'âge de retour ;
car alors la femme rentre dans les conditions
ordinaires de la vie, elle est soumise aux
mêmes influences que l'homme, et cependant on sait que, même après cette époque,
la goutte est assez rare chez elle. Il faut donc
qu'il y ait une autre explication de cette rareté, et, pour moi, je la trouve dans l'absence de ces conditions particulières où nous
voyons le système nerveux de l'homme dans
certaines positions sociales.

Je n'hésite donc pas à considérer la goutte,
sinon comme une affection nerveuse, au
moins comme une affection complexe dans
laquelle le système nerveux joue le principal
rôle. Cette manière de voir me paraît basée
sur des remarques qui, je crois, ne sont pas
sans valeur ; en outre, elle est la seule qui
permette de comprendre et d'expliquer les

principaux phénomènes de cette affection, et notamment la facilité avec laquelle elle se déplace, l'intensité des douleurs qu'elle détermine, enfin la résistance qu'elle oppose aux émissions sanguines, qui, malgré la forme inflammatoire que revêt presque toujours la goutte, n'ont le plus souvent aucune efficacité contre elle.

Répétons donc, en nous résumant, que c'est dans l'ensemble des conditions que nous venons d'exposer, dans leur combinaison, qu'il faut aller chercher non la cause, mais les causes de la disposition goutteuse. Une nourriture abondante et substantielle, le sexe masculin, l'âge adulte, l'hérédité, la suppression de la transpiration cutanée, et par-dessus tout une excitation constante du système nerveux, telles sont, à n'en pas douter, les circonstances qui prédisposent le plus à la goutte et au milieu desquelles on l'observe le plus ordinairement. Aucune de ces circonstances, à l'exception de la dernière peut-être, n'a assez d'action pour la produire seule ; cependant toutes ces causes n'ont pas besoin d'être réunies pour déterminer la diathèse goutteuse ; en général, on les trouve combinées deux à deux, trois à trois, l'une d'elles dominant les autres, sans pourtant annihiler leur part d'influence.

Nous verrons plus loin, en parlant du régime des goutteux et des précautions hygiéniques dont ils doivent s'entourer, quels préceptes importants découlent des considérations dans lesquelles nous venons d'entrer.

DEUXIÈME PARTIE

HYGIÈNE DES GOUTTEUX

DEUXIÈME PARTIE.

Les considérations émises dans les pages précédentes montrent toute la valeur que j'accorde aux moyens hygiéniques. « Ces moyens, dit M. Réveillé-Parise, sont d'autant plus importants à connaître qu'on peut les considérer tout à la fois comme curatifs et préservatifs. Employés seuls, ils peuvent suffire à diminuer beaucoup le mal, sinon à le guérir entièrement, tandis que *sans eux* aucun remède ne peut avoir une efficacité constante et réelle. »

Il serait à désirer que tous les goutteux fussent bien pénétrés de la vérité de ces paroles ; on n'aurait pas à constater ces infractions constantes aux principes les plus simples de l'hygiène, qui souvent découragent le médecin autant qu'elles nuisent aux malades. « Y pensez-vous ? dit un docteur en entrant chez un de ses clients qu'il trouva mangeant une large tranche de jambon ar-rosée d'excellent vin. Y pensez-vous ? rien n'est plus mauvais pour la goutte. — Cela peut être, répondit le malade, mais rien n'est meilleur pour le goutteux. »

On peut diviser les goutteux en deux classes. Les uns, vivant en guerre ouverte avec leur affection, loin de s'imposer aucune espèce de régime, ne reculent devant aucun excès ; mettant à profit les courts instants de répit que leur laisse la goutte, ils man-gent et boivent avec une insouciance exagé-rée, et dont ils finissent tôt ou tard par être victimes, car la goutte pardonne rarement ces insurrections répétées. A leur avis, un bon repas, une journée de plaisir sont au-tant de pris sur l'ennemi ; s'appuyant sur ce que les privations les plus austères ne leur donneraient pas une guérison complète, ils refusent le calme plus ou moins long qu'ils

pourraient acheter au prix de quelques concessions. Les autres, au contraire, pèchent
par l'excès opposé : martyrs d'eux-mêmes,
lorsqu'ils ne le sont pas de la goutte, ils se
soumettent au régime le plus sévère ; il
n'est pas de privations qu'ils ne s'imposent,
pas de conseils qu'ils ne soient prêts à suivre, de moyens qu'ils ne veulent essayer.
Leur santé générale en souffre, leurs forces
se perdent ; et ce qu'il y a souvent de plus
triste, c'est que malgré cela leur disposition
goutteuse n'en est pas modifiée, et leurs
accès ne perdent ni de leur fréquence ni de
leur intensité. Il ne suffit pas en effet de s'imposer un régime pour se débarrasser de la
goutte, il faut encore que l'indication de
ce régime découle d'une étude approfondie
et d'une connaissance parfaite des causes de
la goutte. Qu'importent, par exemple, es
privations excessives pour l'homme sobre,
qui n'a jamais fait d'excès, qui ne doit sa
goutte qu'à l'influence d'une prédisposition

nerveuse ? Elles n'auront pour lui d'autre résultat que de l'affaiblir davantage et de le rendre plus impressionnable encore à l'action des autres causes qui peuvent agir sur lui.

Entre ces deux extrêmes du malade trop insouciant et du malade trop soucieux de lui-même, il est un juste milieu que l'homme sensé doit choisir. Il faut savoir faire à l'hygiène les concessions modérées qu'elle exige ; il ne faut pas surtout, parce qu'elle ne peut pas tout donner, refuser ce qu'il est en son pouvoir d'accorder.

Je vais passer en revue, dans autant de paragraphes successifs, les différents moyens dont l'emploi fait avec soin et appliqué avec persévérance peut atténuer de plus en plus la violence de la maladie ; de leur ensemble ressortira ce que j'appelle l'*hygiène des goutteux*.

§ I. *Régime alimentaire.*

On a toujours fait jouer un grand rôle au régime dans le traitement de la goutte. L'opinion des gens du monde, et même de la plupart des médecins, étant que la cause principale et même unique de cette affection réside dans l'usage quotidien d'aliments trop abondants et surtout trop nutritifs, il était naturel d'accorder une importance extrême au mode d'alimentation des goutteux. A mon avis, cette importance a été exagérée. Je ne prétends pas qu'il soit indifférent de se soumettre à tel ou tel régime, de faire usage de telles substances plutôt que de telles autres, mais je crois qu'on va souvent trop loin dans les privations qu'on impose aux goutteux, et surtout qu'il est des cas où l'on n'a rien à espérer de modifications apportées au régime, quelque profondes que soient ces modifications. Que l'homme qui a toujours vécu dans l'abondance, qui a fait un usage quotidien de boissons alcooliques ou de viandes fortement animalisées, qui offre tous les attributs de la constitution goutteuse, un teint vif et coloré, un embonpoint prononcé, apporte des changements à sa manière de vivre et en retire des avantages, je le conçois. Mais que pourrait en espérer le goutteux qui a toujours sobrement vécu, qui n'a jamais fait aucune sorte d'excès, et dont la table n'a jamais réuni que les viandes et les légumes qui concourent à notre alimentation habituelle, dans les conditions ordinaires de la santé, et qui trouve les causes de sa goutte dans les autres particularités de sa vie, par exemple dans l'hérédité, dans le passage d'une existence active à une vie calme et sans exercice, comme il arrive pour tant d'anciens officiers, de marins, etc.?

La nécessité d'un régime sévère dans le traitement de la goutte n'a rien d'absolu ; elle est subordonnée à la nature des causes de cette affection. Que les goutteux s'inter-rogent eux-mêmes, qu'ils recherchent dans leur vie passée les circonstances qui ont pu amener ou favoriser chez eux l'apparition de la goutte ; s'ils trouvent parmi celles-ci l'habitude d'une alimentation trop forte, qu'ils y renoncent, rien de mieux ; mais dans le cas contraire, qu'ils se bornent à une grande régularité et une grande mo-dération dans leurs repas, et qu'ils ne se condamnent pas à des privations sans cesse renaissantes, que l'homme fort et trop bien nourri supporte avec avantage, mais qui chez eux n'auraient d'autre résultat que d'aug-menter leur maigreur et d'amener un dépé-rissement fâcheux. — J'ai vu plusieurs gout-teux, dans l'espoir d'obtenir une guérison radicale, arriver à force de privations au point de faire naître des craintes sur leur santé générale et de rendre nécessaire la prescription d'un régime tonique et forti-fiant.

Le régime animal convient peu aux goutteux ; cependant je ne pense pas qu'on doive
jamais se soumettre à une alimentation exclusivement végétale ; l'estomac s'y habitue
difficilement, et même beaucoup de goutteux ne peuvent la supporter ; elle détermine des flatulences continuelles et même
des douleurs et des tiraillements qui simu-
lent assez bien une gastralgie.

Un régime mixte, avec prédominance des
végétaux, est certainement celui qu'on doit
adopter de préférence ; seulement, il faut
apporter quelques soins au choix des viandes
que l'on y fait entrer, car toutes les viandes
ne doivent pas figurer indifféremment sur la
table des goutteux. Les *viandes noires*, azo-
tées à un haut degré, qui sous un petit
volume fournissent au corps d'abondants
matériaux de réparation, doivent en être im-
pitoyablement exclues ; il en est de même,
mais toutefois avec moins de rigueur, des
viandes fortes de boucherie. Celles qui peu-

vent y figurer sans inconvénients sont les viandes blanches, le *poulet*, le *veau*, le *mouton*, l'*agneau*, etc. La chair de ce dernier, surtout lorsqu'il est très-jeune, jouit de propriétés relâchantes et rafraîchissantes qui doivent la faire rechercher des goutteux. Celle du *lapin* est dans le même cas ; elle est légèrement laxative, du moins pour certaines personnes.

Le *chapon*, le *dinde*, le *dindon*, quoique rangés parmi les viandes blanches, constituent des aliments trop réparateurs pour pouvoir entrer dans l'alimentation habituelle des goutteux. La chair de l'*oie*, comme celle du *porc*, est trop lourde, trop indigeste et en même temps trop nourrissante. Les pieds de *veau*, de *mouton*, de *cochon* fournissent, au contraire, une nourriture saine et douce, quand ils sont cuits et assaisonnés avec soin.

Le *chocolat* constitue une alimentation excellente, et je ne puis que m'associer à ce

qu'en dit M. le docteur Roques : « Le chocolat, pris le matin à déjeuner, est, pour ceux
qui en ont l'habitude et qui le digèrent bien,
un aliment aussi sain que délicieux, surtout
lorsqu'il est légèrement imprégné de vanille.
Il ne suffirait pas pour soutenir les forces, si
l'on avait un travail manuel à exécuter, une
longue excursion à faire, comme une partie
de chasse ; mais l'homme de lettres, le sa-
vant, l'artiste, ceux qui se livrent aux travaux de l'esprit, qui exercent des fonctions
difficiles, s'en trouveront à merveille, et l'organe de la pensée n'aura pas à s'émouvoir
du trouble de l'estomac. » On peut en dire
autant des *œufs*. Les œufs sont une ressource
précieuse pour nos tables et un excellent
aliment. « Il n'y en a pas, dit M. Aulagnier,
de plus restaurant, de plus délicat, de plus
facile à digérer et de plus sain que les œufs
bien frais à la coque. »

Le *lait* convient parfaitement aux tempéraments nerveux et irritables, et par consé-

quent aux goutteux. M. Réveillé-Parise en
fait un grand éloge : « Participant, en
quelque sorte, dit-il, du règne animal et vé-
gétal, rien de plus salutaire aux goutteux
que cet aliment-boisson. J'en ai vu qui se
nourrissaient exclusivement de lait et n'a-
vaient qu'à se louer de cette méthode. Qui
n'a pas vu, il y a quelques années, à Paris,
le vieux général H*** faisant porter dans
toutes les maisons où on l'invitait à dîner sa
grande bouteille de lait dans laquelle on
avait fait bouillir de l'ail? Il attribuait à
cette dernière substance une vertu antigoutteuse toute particulière, se donnant lui-même
pour exemple de l'efficacité de ce remède.
Il fut bien étonné quand je l'assurai que de
pareils éloges n'étaient véritablement dus
qu'au lait, et que bien des goutteux éprou-
vaient la même amélioration que lui par
l'emploi soutenu de la diète lactée. Au reste,
quelque convenable que soit le lait, il faut
remarquer que tous les estomacs ne peuvent

pas le supporter. Bien plus, dans le cas de tolérance gastrique pour cet aliment, il est convenable de s'y accoutumer graduellement. S'il y a des aigreurs dans l'estomac, il sera bon de prendre de temps en temps quelques doses de magnésie, soit en poudre, soit en pastilles, quelquefois d'ajouter au lait, dans la même intention, un peu d'eau de chaux seconde. Quant aux espèces de lait, celui de vache pur et frais doit être préféré. Cependant dans le cas d'épuisement total, autrement dit de *cachexie goutteuse*, le lait d'ânesse, pris à haute dose, et pour toute nourriture, serait le plus convenable. » J'ajouterai que le lait d'ânesse étant lourd pour certains estomacs, et d'une saveur qui ne plaît pas toujours, il convient d'ajouter à chaque tasse une cuillerée à bouche de sirop de fleurs d'oranger.

Les *pâtisseries* et les *entremets sucrés*, surtout ceux qui sont faits avec la fécule de pommes de terre, peuvent sans inconvénients, qucique substantiels, entrer dans le régime des goutteux. Quelques-uns cependant sont indigestes, lorsqu'ils sont faits de pâte seule ; ils se digèrent beaucoup mieux quand ils renferment des fruits cuits en compote ou en marmelade.

Le *macaroni* donne une alimentation trop substantielle et trop réparatrice pour pouvoir se trouver autrement qu'exceptionnellement sur la table des goutteux. Le *miel* leur conviendrait parfaitement, s'il possède en effet les qualités qu'on lui prête. Il est laxatif, et, en outre, dit-on, il provoque les urines. Mangé avec le pain et le beurre, il constitue pour quelques personnes une nourriture agréable.

Les nombreuses variétés de *poissons* qu'on sert journellement sur nos tables forment un genre d'alimentation qui convient assez aux personnes atteintes de la goutte, quoique dans des limites plus restreintes que les viandes blanches. Ils ne sont pas plus nourris-

sants qu'elles, mais ils ont des propriétés légèrement excitantes que les viandes n'ont
pas, et qui, si l'on en faisait un trop fréquent
usage, pourraient à la longue avoir une fâcheuse influence. Comme le dit avec raison
M. Gaubert dans son excellent ouvrage sur
l'*Hygiène de la digestion*, « il y a au fond de
toute alimentation par le poisson une pointe
de stimulation particulière que ne présentent
pas le poulet au gros sel, le bœuf bouilli, par
exemple. » Chacun sait d'ailleurs que la
chimie a découvert dans les différentes substances qui composent les tissus des poissons quelques traces de phosphore.

La *sole* est de tous les poissons celui que
les goutteux doivent manger le plus souvent.
Vient ensuite le *grondin*, le *carrelet*, dont la
chair blanche et molle offre un aliment délicat, de bon goût et de facile digestion ; la
truite, si justement estimée ; l'*alose*, un peu
lourde pour certains estomacs ; la *morue*,
aliment tendre, succulent, assez facile à di-

gérer ; le *brochet*, parfois indigeste lorsqu'il vient des étangs, plus agréable et d'une plus facile digestion quand il vient de rivière : ses œufs, dit-on, purgent assez fortement. La *carpe*, malgré sa chair molle, est assez pesante ; ses œufs sont indigestes. La *lamproie*, le *maquereau*, le *saumon*, quoique étant d'excellents poissons, sont trop substantiels et trop lourds. Les *crevettes* ont, comme tous les crustacés, comme le *homard*, les *écrevisses*, une chair nourrissante, compacte et de difficile digestion ; en outre, elles appartiennent à l'alimentation chaude, aphrodisiaque, dit-on ; elles sont, pour tous ces motifs, à rayer de la carte des goutteux. Les *moules* peuvent entrer dans leur alimentation, car elles sont d'une assez facile digestion et peu réparatrices ; il faut savoir seulement qu'elles offrent parfois des propriétés vénéneuses qui doivent rendre circonspect dans leur emploi.

Les *huîtres* se digèrent bien, nourrissent peu, mais on les dit aphrodisiaques.

La matière séminale des poissons, la *laitance*, est un aliment délicat, assez recherché, mais dont les goutteux doivent être fort sobres, car il est nourrissant et renferme, comme l'analyse chimique l'a prouvé, quelques traces de phosphore.

Les *végétaux* sont de tous les aliments ceux que les goutteux doivent préférer. Il en est quelques-uns auxquels on a cru reconnaître des propriétés antigoutteuses, tant ont été grands les avantages qu'on a retirés de leur emploi. De ce nombre sont les *fraises*. On a cité plusieurs observations, et notamment celle de Lainé, qui tendaient à faire croire à la guérison de la goutte par leur usage abondant. C'est évidemment aller trop loin. Les fraises ne guérissent pas la goutte, mais elles peuvent amener quelque soulagement, au même titre que la plupart des autres végétaux. C'est une nourriture douce, rafraîchissante, relâchante, dont on ne saurait assez recommander l'usage. Il en est de même des *framboises*, qu'on peut leur associer.

Les *haricots* en grains sont lourds et nourrissent beaucoup. Les *haricots verts* sont bien préférables ; c'est une alimentation légère et peu réparatrice. La *lentille* nourrit également beaucoup. Du reste, comme tous les végétaux farineux, elle se digère mieux en purée que lorsqu'on lui a conservé son enveloppe. Les mêmes remarques s'appliquent aux *pois secs*. Les *pois verts*, *petits pois*, plaisent à peu près à tout le monde ; ils nourrissent peu et se digèrent assez bien. La *pomme de terre* est le meilleur de tous les farineux ; elle est légère, de facile digestion, et ne produit ni flatuosités ni pesanteur.

Le *riz* ne peut être servi que de loin en loin sur la table des goutteux, car il est éminemment réparateur et jouit de propriétés légèrement astringentes.

L'*asperge* nourrit assez bien et se digère facilement. On lui accorde deux propriétés qui doivent la faire rechercher : elle exerce une action sédative sur la circulation et augmente la quantité des urines, en même temps qu'elle tient le ventre libre.

Le *chou*, pour ne pas incommoder, exige un estomac robuste ; mais, à part cela, il est peu nourrissant, et, comme tel, peut être maintenu dans le régime des goutteux qui le supportent bien. Il n'en est pas ainsi de la *choucroute*, qui est, il est vrai, plus digestive, mais, en même temps, plus nourrissante que les choux qui n'ont pas fermenté.

L'*artichaut* cru fatigue l'estomac ; il n'en est plus de même lorsqu'il est bouilli ; c'est au surplus la seule forme sous laquelle les goutteux doivent en user, car, lorsqu'il est farci, il acquiert des propriétés stimulantes qui doivent le faire repousser.

Les *salsifis*, le *céléri cuit*, le *chou-fleur*, l'*oseille* conviennent parfaitement dans la goutte. La même remarque s'applique aux *épinards*, qui rafraîchissent tout en nourrissant peu. Voici l'éloge qu'en fait le docteur Roques dans son *Traité des plantes usuelles* : « On ne saurait croire combien le régime influe sur nos passions, nos penchants, notre caractère. Quelques cuillerées d'épinards nous rendent plus bienveillants, plus doux, plus aimables : vous caressez vos amis, vos enfants, votre femme ; la paix, le bon accord règnent chez vous. La veille, vous aviez mangé du gibier, vous aviez bu du vin de Madère, vous aviez pris du café, du rhum ou de l'eau-de-vie ; votre air était sombre, menaçant, un seul mot eût réveillé votre colère. »

Les *truffes* ne conviennent pas aux goutteux ; elles sont nourrissantes, indigestes, aphrodisiaques. Un médecin qui a écrit un traité sur la goutte, Hector Chaussier, prétend trouver la cause de cette affection dans l'usage de la truffe. Ce n'est là qu'un paradoxe, mais qu'un homme d'esprit pourrait encore soutenir.

On prête au *navet* des propriétés aphrodisiaques qui devraient rendre les goutteux très-sobres de son emploi, si elles étaient réelles, mais il n'y a rien de certain à cet égard. On le dit aussi venteux, mais sans plus de raison peut-être. Quoi qu'il en soit, c'est un excellent légume, d'un goût agréable, d'une assez facile digestion, et qui peut servir de temps en temps à varier le régime des goutteux.

La *salade*, quelle qu'elle soit, *laitue*, *mâche*, *pissenlit*, peut entrer fréquemment dans l'alimentation des personnes que la goutte tourmente ; elle rafraîchit, relâche même, et sans fournir au corps d'abondants matériaux de réparation. Il n'en est pas de même des *radis*, des *raves*, des *raiforts*, qui doivent en être bannis à peu près complétement : ils sont lourds et occasionnent presque toujours des vents et des renvois.

La chair aqueuse et parfumée du *melon* rafraîchit et calme la soif ; elle détruit aussi la constipation. M. Ségalas la conseille aux personnes atteintes de gravelle, comme douée d'une action spéciale sur les reins et la vessie. Le lien qui unit les affections calculeuses et les affections goutteuses permet d'étendre cette action sur ces dernières maladies et de conseiller l'usage du melon aux goutteux. Il ne faudrait cependant pas aller jusqu'à l'excès ; l'abus du melon affaiblit les forces digestives, occasionne la fièvre et la diarrhée. Le melon est lourd pour certains estomacs ; le *cantaloup*, à chair rougeâtre, est le plus facile à digérer.

Des *fruits* bien mûrs sont d'excellents aliments pour les goutteux. Ils sont utiles aux tempéraments échauffés et nerveux, qu'ils relâchent ; la plupart jouissent, en effet, de propriétés légèrement laxatives ; tels sont, par exemple, les *raisins*, les *abricots*, la *pêche*, la *poire* crue, la *prune*, et surtout la marmelade qu'on prépare en faisant cuire ce dernier fruit.

Les fruits acidules, la *groseille*, l'*orange*, la *cerise*, nourrissent beaucoup moins que les fruits mucoso-sucrés, les *raisins*, les *figues*, les *dattes*; ils perdent leur acidité par la cuisson, et deviennent alors beaucoup plus réparateurs. Quelques-uns, comme la *nèfle*, le *coing*, ont des propriétés astringentes qui doivent les faire repousser; quelques autres, comme les *noix*, les *noisettes*, les *amendes*, sont lourds et indigestes.

Beaucoup de goutteux croient devoir se condamner à une abstinence complète de vin, de liqueur, de café, etc., et se mettre, pour le reste de leur vie, au régime de l'eau. Je ne crois pas cela nécessaire; il est même beaucoup d'estomacs qui ne s'accommodent pas d'un semblable régime. Un peu de vin est souvent utile pour favoriser la digestion et conserver aux organes chargés d'accomplir cette fonction le degré de stimulation nécessaire pour leur complète régularité. Il faut seulement s'attacher à ne choisir que des vins peu chargés d'alcool ; les rouges conviennent mieux sous ce rapport que les blancs ; ceux de Bourgogne, et surtout de Bordeaux, doivent être préférés. Inutile d'ajouter qu'ils doivent toujours être largement étendus d'eau.

La *bière* ne saurait être préjudiciable aux goutteux. Quant aux *liqueurs*, ce ne serait qu'exceptionnellement, et à de longs intervalles, qu'on pourrait se permettre d'en prendre une très-petite dose à la fin du repas, et encore faudrait-il toujours choisir les liqueurs douces et éviter celles qui, comme le *rhum*, l'*eau-de-vie*, le *kirsch*, etc., déterminent une très-vive excitation. Quant au *café*, on ne doit en continuer l'usage que lorsqu'on en a contracté l'habitude depuis longtemps déjà, et qu'il y aurait privation réelle à en suspendre l'emploi. Dans ces cas mêmes, il ne faudrait jamais le prendre pur ; à cet état, c'est un stimulant énergique, qui ne peut que continuer à entretenir et souvent à accroître ce développement excessif du système nerveux qu'on observe chez presque tous les goutteux.

Pour avoir quelque efficacité, un régime établi d'après les remarques que je viens d'exposer a besoin d'être suivi avec persévérance. Le traitement de la goutte devient alors une affaire de tous les jours et exige de celui qui l'entreprend une soumission complète. « Si de temps à autre, dit M. Réveillé-Parise, on est conduit à s'écarter un peu de la ligne tracée, que ce soit rarement, et en ne perdant jamais de vue les conseils de la prudence. La médecine, ou du moins la bonne médecine, n'est ni trop austère, ni pédante, ni tyrannique. »

§ II. *Exercice.*

Médecins et goutteux sont à peu près d'accord sur l'heureuse influence que peut avoir un exercice régulier et de tous les jours sur le retour de la goutte. Chacun connaît et répète les vers du bon La Fontaine :

> ..... Goutte bien tracassée
> Est, dit-on, à moitié pansée.

Peu de malades consentent cependant à consacrer chaque jour une ou deux heures à l'emploi de ce puissant moyen hygiénique. On fait bien de temps en temps un peu d'exercice, mais on ne le fait pas avec la régularité qui peut seule le rendre efficace. Il ne suffit pas de se fatiguer aujourd'hui pour se reposer ensuite pendant une semaine entière : il faut s'astreindre à une promenade journalière, la mettre au rang de ses occupations de tous les jours, et la considérer comme assez importante pour ne jamais être omise, à moins d'un temps trop mauvais.

L'exercice produit chez les goutteux deux effets salutaires : il entretient le jeu des articulations, s'oppose à la roideur dont elles tendent sans cesse à devenir le siége, et favorise la disparition du gonflement qui persiste quelquefois après l'accès. En outre, il exerce une action générale des plus heureuses et provoque la transpiration cutanée, active la respiration et maintient l'énergie vitale de la peau.

Ici cependant, comme en toute chose, il ne faudrait pas aller jusqu'à l'excès. Chacun doit consulter ses forces et ne se soumettre qu'à un exercice en rapport avec elles. La fatigue, en pareille circonstance, est toujours inutile, quelquefois même préjudiciable. Que les goutteux, sur ce point d'hygiène, s'inspirent de l'exemple que leur donnent certains employés, qui, connaissant la fâcheuse influence que la vie sédentaire peut exercer sur leur santé, ont le soin de choisir une habitation assez distante du lieu de leurs occupations et s'obligent ainsi à faire une promenade assez longue. Guilbert raconte l'histoire d'un goutteux qui s'astreignit, pendant plusieurs années, à venir tous les jours de Passy pour régler sa montre au cadran des Tuileries, et qui s'en trouva très-bien. Que ses confrères en goutte l'imitent, qu'ils s'imposent comme lui le parcours journalier d'un certain trajet, et peu de semaines suffiront pour leur faire sentir tout ce qu'une pareille disposition a d'efficace.

Quoique l'*exercice passif* que procure la voiture soit beaucoup moins avantageux, il faudrait cependant s'en contenter, s'il y avait impossibilité absolue de marcher. Tout défectueux qu'il est, cet exercice vaut encore mieux que l'état sédentaire. L'équitation serait préférable si elle était possible. Enfin, si ces différents moyens d'exercice étaient impraticables, il faudrait se promener dans sa chambre, et, comme le dit M. Réveillé-Parise, faire une lieue par jour sur son parquet.

Les *exercices gymnastiques*, tels qu'ils se pratiquent dans les grands gymnases de Paris, seraient encore très-utiles aux goutteux, en choisissant, parmi ces exercices, ceux auxquels on peut se livrer sans danger et sans trop de fatigue.

M. Réveillé-Parise emprunte à Loubet le fait suivant qui achèvera de faire ressortir l'importance de l'exercice dans le traitement de la goutte : « Une dame de distinction était obligée, par état, de tenir maison, d'avoir table ouverte, grand jeu, et cette obligation avait fait mettre de côté tous les amusements et notamment toute sorte d'exercice. Sa santé fut bientôt altérée, les mouvements du corps et des membres devinrent impuissants, le sommeil l'abandonna, les souffrances l'assiégèrent de toutes parts : chaque jour en un mot hâtait le chemin qu'elle faisait vers le tombeau. Elle fit ses réflexions et prit un parti ferme et bien résolu. Sa position était d'autant plus fâcheuse qu'elle ne pouvait aller en voiture ni monter à cheval, encore moins aller à pied. L'expédient qu'elle imagina fut de faire construire à son usage un métier à bas. Elle le fit placer chez elle, prit

un maître pour lui apprendre ce travail, qui,
à la vérité, fut pénible dans le commencement ; mais elle brava courageusement cet
obstacle, et malgré ses tourments elle continua l'exercice qu'elle s'était imposé. Peu à
peu ses jambes, ses pieds, ses bras et ses
mains reprirent leur liberté d'action, les
forces revinrent et la santé se rétablit. Mais
cette dame n'oublia pas qu'elle la devait à
l'exercice continu ; elle va exactement tous
les jours à la promenade, et elle vit sobrement. »

§ III. *Habillements, frictions sèches,
hydrothérapie, bains.*

Les différents moyens hygiéniques que je
réunis dans ce paragraphe concourent à rem-
plir la même indication que l'exercice, et
sans avoir peut-être la même importance
méritent cependant aussi d'être pris en grave
considération. Tous trois agissent directement sur la peau en favorisant la sécrétion

perspiratoire, en conservent la souplesse et y ramènent la circulation capillaire. Aucun d'eux ne doit être négligé.

C'est un grand point pour les goutteux que de se bien vêtir ; tous savent combien il leur importe de se défendre contre les variations atmosphériques ; aussi presque tous ont-ils le soin de porter de la *flanelle*. C'est une excellente précaution. La flanelle a de nombreuses qualités ; elle maintient la chaleur du corps, excite la peau par des frictions douces et prolongées, et absorbe promptement la sueur. On a tenté d'élever quelques objections contre son emploi : on a dit qu'elle irritait la peau, qu'elle nuisait à la propreté en s'imprégnant de matières animales, enfin qu'elle n'aboutissait qu'à rendre la peau plus impressionnable. Aucune de ces objections n'est réelle. Le contact de la flanelle a, dans les premiers temps, quelque chose de trop vif pour certaines personnes ; l'usage le fait bientôt disparaître, et quelques jours suffisent pour s'y habituer. Quant à la malpropreté qu'elle entretient, dit-on, à la surface du corps, rien n'est plus facile que de la prévenir en changeant souvent de flanelle. Reste le reproche d'augmenter la sensibilité de la peau, au point qu'il devient ensuite difficile de s'en passer. Ce reproche, il faut en convenir, est un peu fondé ; mais il ne prouve qu'une chose, c'est qu'il ne faut pas adopter à la légère l'usage de la flanelle, et qu'une fois qu'on s'y est habitué, il ne faut y renoncer qu'avec une extrême prudence.

Les *frictions sèches* agissent à peu près comme la flanelle, mais d'une manière plus prompte et plus efficace. C'est un moyen précieux, mais que la médecine ne sait pas utiliser comme il le mérite. Faites avec régularité, les frictions peuvent remplacer une infinité d'autres moyens qu'on emploie souvent : je ne doute pas, par exemple, qu'elles ne puissent dispenser le goutteux qui se soumet régulièrement à leur emploi de l'usage de la flanelle. Ces frictions doivent être faites matin et soir. On les pratique avec la main, avec la flanelle, ou mieux encore avec une brosse, dont la dureté doit être proportionnée aux effets qu'on en veut obtenir. On les continue jusqu'à ce que la peau soit légèrement rouge, mais sans aller jusqu'à déterminer la douleur. Leur siége habituel est le haut du corps, les épaules, les reins et les extrémités inférieures. On peut les pratiquer soi-même ; mais comme il faut qu'elles soient faites avec une certaine rapidité, pour que le corps n'ait pas le temps de se refroidir, il vaut mieux confier ce soin à une personne étrangère. Saint-Clair fait à ce sujet la réflexion suivante : « Combien n'y a-t-il pas de riches propriétaires qui entretiennent à grands frais plusieurs valets pour frotter et étriller leurs chevaux, et qui gagneraient peut-être bien des années de vie et de santé à en consacrer un à leur rendre deux fois par jour à eux-mêmes cet important service. » Il est inutile de dire que ces frictions doivent toujours être faites dans un lieu dont la température soit assez élevée, pour que le corps, mis à nu, ne soit pas exposé aux inconvénients qui pourraient résulter d'un refroidissement trop subit et trop considérable.

Ce que je viens de dire de l'utilité des frictions sèches me conduit à parler d'un moyen qui se rattache à une méthode de traitement des maladies dont l'adoption aurait, je crois, pour la plupart des goutteux, d'excellents résultats. Le moyen dont je veux parler consiste dans l'emploi de *lotions froides* sur tout le corps, et le système thérapeutique auquel il est emprunté constitue l'*hydrothérapie*.

L'hydrothérapie, c'est la science de la guérison des maladies par l'eau froide. L'eau à l'intérieur et à l'extérieur, en lotions, en douches, en bains généraux et locaux, en un mot sous toutes les formes possibles, tels sont les principaux moyens qu'elle emploie, et qui procurent, il faut le reconnaître, d'in-

contestables succès dans une infinité d'affections chroniques. Tous ses efforts tendent à
provoquer vers la peau des révulsions énergiques, de manière à amener des sueurs
abondantes et à rétablir, par des moyens
beaucoup plus actifs que ceux dont la science
a disposé jusqu'à ce jour, la fonction perspiratoire de la peau, supprimée ou tout au
moins troublée dans la plupart des maladies
chroniques. Je ne crois pas que ce mode de
traitement puisse être applicable à tous les
cas de goutte et à toutes les constitutions ;
mais j'ai la certitude qu'il y a, parmi les procédés qu'elle emploie, une pratique qui peut
être utilisée avec le plus grand profit pour le
traitement hygiénique des affections goutteuses : cette pratique consiste dans l'emploi
de lotions froides faites chaque matin au
sortir du lit sur toute la surface du corps.
Lorsqu'il y a trente ans bientôt le bruit des
cures de l'hydrothérapie se répandit en
France et que le monde médical fut mis à

même de connaître les procédés mis en usage par son inventeur [1], je voulus étudier sur moi-même l'effet de ces lotions froides dont il recommandait si vivement l'emploi. Je m'y soumis pendant plusieurs semaines ; chaque matin en me levant, je me passais rapidement une éponge imbibée d'eau sur les bras, la poitrine, le ventre, les extrémités inférieures, et je puis affirmer que j'en retirais un bien extrême. Après quelques minutes, la peau devenait le siége d'une douce réaction qui se traduisait par un peu de rougeur et de chaleur, par une souplesse extrême et surtout par un sentiment de bien-être inexprimable. Ce que j'ai ressenti sur moi-même m'a prouvé qu'il y avait là pour les goutteux la source des plus heureuses et des plus puissantes modifications de leur état général. Nul doute que sous l'influence de

[1] Priessnitz, dit *le Pâtre de Graffenberg*. — C'est, en effet, à un simple gardeur de troupeaux que la médecine est redevable de cette puissante méthode de traitement.

l'emploi régulier de ces lotions la peau ne recouvre entièrement ses fonctions comme rgane de sécrétion et qu'il n'en résulte pour elle une activité tout à fait nouvelle et surtout des plus favorables.

Les lotions froides n'ont besoin d'être faites qu'une fois par jour, le matin, au moment du lever : la légère moiteur que présente le corps à cet instant ne contre-indique nullement leur emploi. Il ne faut pas craindre de supprimer, par le contact de l'eau froide, ce léger travail de transpiration : il ne tarde pas à s'opérer sur toute la peau une réaction assez vive qui remédie complétement aux inconvénients que cette suppression pourrait avoir dans d'autres circonstances. Ces lotions demandent à être continuées, été comme hiver ; du moment où le corps en a contracté l'habitude, elles ne produisent pas d'impression plus douloureuse dans les froides matinées de l'automne ou de l'hiver que dans les chaudes journées du printemps ou de l'été.

Il en est alors du corps tout entier comme
de la figure, que nous lavons chaque matin
sans que l'impression produite par l'eau soit
plus douloureuse en été qu'en hiver. La
seule précaution à prendre, si l'on se déci-
dait à adopter ce moyen, serait d'en com-
mencer l'usage en été, afin que lorsque l'hiver arriverait le corps fût habitué depuis
longtemps déjà à ce contact journalier de
l'eau froide.

Ces lotions n'auraient pas seulement pour
effet de restituer à la peau toute son énergie en ce qui concerne le travail de sécrétion dont elle est le siége, elles la rendraient
aussi beaucoup moins sensible aux impres-
soins extérieures, et, sous ce rapport, elles
pourraient être excessivement utiles aux
goutteux. Je ne saurais donc trop en recommander l'usage ; je les crois infiniment préférables à tous les autres moyens dont on est
dans l'habitude de conseiller l'emploi, comme
la flanelle, les frictions, le massage, non-

seulement parce qu'elles en ont les avantages, mais aussi parce qu'elles échappent à leurs inconvénients.

Tout ce que nous venons de dire dans les pages précédentes nous dispense d'insister sur l'utilité des *bains tièdes* pris de temps en temps dans l'intervalle des crises. Les *bains russes* peuvent aussi rendre de grands services aux goutteux ; cependant quelques malades à constitution pléthorique en redoutent l'usage. Quant aux *bains de vapeur*, ils sont d'une efficacité réelle dans le traitement de la goutte ; beaucoup de malades, au début de l'attaque, les emploient concurremment avec les Pilules de Lartigue, et s'en trouvent parfaitement bien. Je recommande cette association aux goutteux, aujourd'hui surtout où il est si facile de prendre des bains de vapeur à domicile.

§ IV. *Veilles, sommeil, affections morales, passions.*

Si on se reporte aux premières pages de ce livre et qu'on se rappelle l'importance que j'ai donnée, dans la discussion des causes de la goutte, à l'influence de l'excitabilité nerveuse sur la production de cette maladie, on comprendra quel rôle je dois faire jouer dans la thérapeutique de la goutte aux affections morales, aux passions, aux veilles, en un mot à tout ce qui peut agir sur le système nerveux et le surexciter.

L'homme ne sait pas assez la grande part qu'ont dans ses souffrances physiques les influences morales si fréquentes et si diverses auxquelles il se soumet sans cesse ; il comprend l'action des agents extérieurs, mais il semble se refuser à comprendre que l'influence de sentiments moraux puisse également agir sur sa santé et devenir la cause d'affections d'autant plus difficiles à détruire que chaque jour tend à activer la cause qui les a produites. Cette influence du moral sur le physique n'étant pas palpable, comme l'est, par exemple, celle d'un courant d'air sur le corps en sueur, d'un local humide et obscur sur la santé générale, l'esprit semble presque toujours se refuser à la reconnaître, et surtout à lui faire des concessions qu'une hygiène bien entendue réclame. Et cependant, quoi de plus vrai, de plus sensible que cette influence? Le commerçant, que le chagrin d'une faillite conduit lentement au tombeau; l'homme politique, que l'ambition dévore et met sous le coup incessant d'une affection grave; l'écrivain que ses travaux plongent dans une excitation cérébrale constante et qui éclate parfois sous la forme des maladies les plus tristes; la femme, qui déjà douée d'une constitution impressionnable se jette dans les plaisirs du monde, et à force de surexcitations finit par faire prendre à cette disposition tous les caractères d'une affection nerveuse, ne nous en offrent-ils pas chaque jour des exemples? Où trouver ailleurs que dans la cessation absolue de toute préoccupation mentale, dans le calme intellectuel le plus profond, en un mot dans une véritable léthargie morale, un moyen de guérison pour des maux si bizarres? Et cependant, demandez au commerçant d'oublier son chagrin, à l'homme politique d'abandonner ses rêves d'ambition, à l'écrivain de vivre sans penser, à la femme délicate et nerveuse de renoncer à sa vie du monde, lequel d'entre eux tous aura assez de force et de sagesse pour le tenter, quel que soit le prix dont la médecine promette de payer un aussi grand sacrifice?

Les goutteux en général n'échappent pas à cette faiblesse de notre pauvre nature. Beaucoup reconnaissent l'influence que les affections morales exercent sur leur maladie, et bien peu cependant disposent leur vie de manière à s'y soustraire. Prescrivez-leur

les drogues les plus repoussantes, soumet-
tez-les à toutes les privations du régime le
plus sévère, ils les accepteront; mais c'est
en vain qu'on leur prescrirait de laisser
s'éteindre cette surexcitation perpétuelle
dans laquelle ils vivent, d'échanger la vie du
cabinet contre l'existence insouciante du
campagnard, de mettre au premier rang de
leurs occupations journalières une promenade de deux ou trois heures, et de ne faire
passer qu'ensuite les rendez-vous d'affaires,
les travaux de cabinet, en un mot tout ce qui
remplit l'existence ordinaire de l'homme qui
occupe un certain rang dans la société. Et
cependant ce calme de l'esprit, cette substi-
tution de la vie du corps à celle de l'intelligence sont indispensables à beaucoup de
goutteux et comptent au nombre des conditions sans lesquelles ils ne peuvent espérer
aucune amélioration. Le plus grand nombre
d'entre eux sont irritables, enclins aux mouvements d'humeur, à la colère; il en est

même qui savent par expérience qu'il leur
suffit d'une impression morale un peu vive
pour ramener une attaque ; comment veut-
on, en pareil cas, obtenir quelque rémission
dans le retour des crises, si l'on ne cherche
pas à diminuer cette irritabilité naturelle,
et si l'on ne vit pas de manière à se soustraire
à tout ce qui peut la mettre en jeu et l'augmenter ?

Mais si l'on ne peut espérer obtenir des
goutteux un changement absolu dans leur
manière de vivre, un abandon complet de
toutes les préoccupations sociales, qui agissent d'une manière plus ou moins évidente
sur le système nerveux, et qui ont une si
large part dans l'ensemble des causes qui
favorisent le développement de la goutte, il
est du moins certaines habitudes, certains
actes dont on est en droit d'exiger la suppression, ou dont on peut tout au moins ne permettre qu'un usage très-modéré ; telles sont
les veilles et les relations sexuelles. L'in-

fluence que les unes et les autres exercent sur le système nerveux est trop manifeste pour que les goutteux ne se soumettent pas volontiers à la recommandation de n'en user que très-sobrement.

Je ne crois pas, comme a tenté de le soutenir un médecin de Brest, que la goutte reconnaisse pour cause unique l'abus des plaisirs vénériens, et qu'elle ait son siége dans la moelle épinière ; mais ce dont je suis convaincu, c'est que les rapports sexuels ne peuvent être que très-préjudiciables aux goutteux par le retentissement profond qu'ils ont sur le système nerveux et par les secousses qu'ils lui impriment.— J'ai vu quelques goutteux tellement impressionnables, qu'il suffisait d'une émotion un peu forte, d'un travail intellectuel longtemps soutenu pour ramener un accès ; j'ai cité ailleurs de nombreux faits à l'appui de cette assertion[1].

---

[1] Voir le *Manuel des goutteux*.

J'ai entendu l'un d'eux rapporter l'apparition d'une attaque assez violente à l'impression profonde qu'il avait ressentie en voyant Macready, le Talma de l'Angleterre, jouer le rôle de Virginius dans la pièce de ce nom et frapper sa fille d'un coup mortel sous les yeux du spectateur. Peut-on croire que lorsque des sensations provoquées à l'aide de procédés aussi défectueux que ceux qu'emploie le théâtre, et surtout le théâtre anglais, sensations qu'après tout le raisonnement dissipe bien vite, produisent de tels résultats, des commotions violentes comme celles que déterminent les rapports sexuels, qui énervent le corps et *foudroient* le système nerveux, après l'avoir élevé au plus haut degré d'excitation, ne les produiront pas bien plus facilement, surtout si l'on n'apporte pas dans ces rapports cette extrême sobriété qui, même dans l'état de santé, est encore une des conditions de leur innocuité ?

Les mêmes réflexions s'appliquent aux

veilles ; elles ne sont pas sans inconvénients pour l'homme bien portant ; elles amènent des palpitations nerveuses, une surexcitation maladive qui peut dégénérer en affection véritable. Comment alors serait-il permis de penser qu'elles pourraient être sans influence fâcheuse sur une constitution atteinte déjà d'une affection à laquelle le système nerveux prend une large part?

TROISIÈME PARTIE

CONTREFAÇONS DES PILULES DE LARTIGUE, DANGER QU'ELLES PRÉSENTENT AU POINT DE VUE DE L'HYGIÈNE

TROISIÈME PARTIE.

CONTREFAÇONS DES PILULES DE LARTIGUE, DANGER QU'ELLES PRÉSENTENT AU POINT DE VUE DE L'HYGIÈNE.

Il faut bien que les Pilules de Lartigue jouissent d'une vertu puissante et unanimement reconnue, puisque, dans leur impossibilité d'en faire connaître la composition, plusieurs pharmacologistes se sont efforcés d'y substituer des préparations de leur choix, en les gratifiant toutefois, par un artifice qu'une morale rigide réprouve, du nom de *Pilules de Lartigue*.

Si ces contrefaçons n'avaient eu pour résultat que de nuire à l'exploitation matérielle de notre médicament, nous n'en parlerions pas ; — mais comme elles ont été pour les médecins la cause de déceptions nombreuses, comme leur emploi peut présenter de graves inconvénients et même certains dangers pour les goutteux, il est de notre devoir de les faire connaître.

Parmi les formules qui ont été présentées comme étant la nôtre, il n'en est que deux qui me paraissent mériter d'être rappelées ici ; elles ont été publiées par M. Bouchardat, pharmacien en chef de l'Hôtel-Dieu. La première fut insérée dans l'*Annuaire de Thérapeutique* pour 1841 ; elle était suivie des lignes suivantes : « Les médecins qui répugnent à prescrire des remèdes secrets peuvent remplacer les Pilules de Lartigue par les pilules précédentes. » — Cette formule, on le voit, n'était pas donnée comme la nôtre, et en effet la préparation à laquelle elle se rapportait avait pour titre *Pilules antigoutteuses*, et non *Pilules de Lartigue*. Mais ce que M. Bouchardat n'avait pas fait, d'autres ne craignirent pas de le faire, et peu de temps après la mise en vente de l'*Annuaire de Thérapeutique*, plusieurs journaux répétèrent cette formule, en supprimant la remarque que M. Bouchardat y avait ajoutée, et en la décorant du nom de FORMULE des *Pilules de Lartigue*.

Les effets de cette publication ne tardèrent pas à se faire sentir. Les pharmaciens crurent que cette formule était réellement celle de M. Lartigue, et plusieurs d'entre eux préparèrent et vendirent, sous le nom de *Pilules de Lartigue*, un médicament qui n'avait aucun rapport avec elles. Les médecins n'en obtinrent pas les effets qu'ils en avaient obtenus déjà, ou qui leur avaient été promis ; quelques-uns même virent des accidents plus ou moins graves accompagner leur emploi. Il en est qui comprirent qu'ils avaient été induits en erreur, et qui exigèrent qu'il ne leur fût plus livré que des pilules préparées par M. Lartigue ; mais d'autres, ne soupçonnant pas la méprise dont ils avaient été l'objet, firent porter sur les Pilules de Lartigue des reproches qui n'étaient dus qu'aux pilules antigoutteuses de Bouchardat, et les frappèrent, auprès de leurs clients, d'un discrédit qu'elles ne méritaient en aucune façon.

Beaucoup de lettres nous arrivèrent à cette époque, nous signalant les modifications qui avaient été apportées dans la vente de nos Pilules, que quelques pharmaciens, nous disait-on, vendaient à tout venant et à vil prix, la nullité à peu près constante de leurs effets et les dangers qui dans quelques cas en avaient accompagné l'emploi. Voici quelques fragments de l'une d'elles, qui nous fut adressée de Saint-Genier-Comolas, le 17 avril 1847, par M. F. Correnson, chevalier de la Légion d'honneur, au nom de l'un de ses parents que la goutte empêchait d'écrire : « Ayant été informé par un journal de médecine que M. Bouchardat avait publié une prétendue formule des Pilules de Lartigue, il communiqua cette recette à son pharmacien, qui lui prépara en effet des pilules ayant assez l'apparence des vôtres. Au premier accès qu'il eut, il en prit deux, quatre, six et jusqu'à douze, *sans qu'elles apportassent le moindre soulagement à ses douleurs; celles-ci, au contraire, devinrent de plus en plus intenses et empirèrent tellement, qu'elles finirent par être insupportables.* Ce n'est qu'après plus de deux mois de souffrances (*qu'il attribue sans aucun doute à ce prétendu remède*) qu'il est un peu remis, mais non sans ressentir parfois des réminiscences douloureuses. Je l'ai fortement engagé à faire usage des Pilules de Lartigue, dont je me sers avec le plus grand avantage depuis un an, mais il a voulu avoir auparavant votre avis, pour savoir si, après avoir fait usage imprudemment d'un remède inconnu et qui ne se recommandait par aucune guérison antérieure, il n'y aurait pas inconvénient à adopter votre spécifique. »

Plusieurs lettres furent également adressées à ce sujet à M. Miquel, rédacteur en chef du *Bulletin de Thérapeutique*, par MM. les docteurs Crouigneau, Liarès, Senné de Surgères, etc., etc. Elles signalaient les mêmes faits, exprimaient les mêmes plaintes. Celle de M. Crouigneau était conçue dans des termes tels et révélait des faits si importants, que M. Miquel crut devoir la faire passer sous les yeux de M. Bouchardat, en lui demandant de vouloir bien, par une courte réponse, remédier lui-même au mal que sa publication avait fait.

M. Bouchardat se rendit, avec une loyauté et un esprit de justice dont je dois hautement le remercier, à la demande que lui avait faite M. Miquel, et voici les explications qu'il lui adressa et qui furent insérées dans le *Bulletin de Thérapeutique* :

« Mon cher confrère, voici tout ce que je puis répondre à la lettre de M. Crouigneau, et à toutes celles de même nature que vous avez reçues :

« M. Lartigue ne m'a pas communiqué la

formule de ses Pilules contre la goutte. Ce n'est pas non plus la sienne que j'ai voulu donner dans mon *Annuaire de Thérapeutique ;* il n'y a qu'à lire ce que j'en dis pour en être convaincu.

« Ma formule est intitulée *Pilules anti-goutteuses,* et non *Pilules de Lartigue.*

« Ce n'est pas ma faute si le *Journal de Chimie médicale* et plusieurs journaux de médecine ont induit en erreur quelques médecins et quelques pharmaciens en publiant ma formule sous le titre de *Pilules de Lartigue.* Je ne suis pour rien dans cette publication.

« Les pilules dont j'ai donné la formule ne sont donc pas les pilules de Lartigue, mais elles sont aussi des Pilules antigoutteuses jouissant d'une efficacité constatée par un grand nombre d'expériences.

« Quant aux inconvénients et au défaut d'action que quelques-uns de vos abonnés vous ont signalés dans l'usage de ces pilules, je dirai qu'après de nouveaux essais j'ai cru moi-même devoir modifier la formule précédemment publiée.... »

En effet, la même année, cette première formule sur l'efficacité de laquelle l'expérience s'était, disait-on, prononcée un grand nombre de fois disparut du *Formulaire* de M. Bouchardat et y fut remplacée par une seconde où les doses et les substances elles-mêmes se trouvaient tout à fait changées.

Je ne crains pas de le dire, les deux formules publiées par M. Bouchardat ont occasionné un préjudice réel aux Pilules de Lartigue et aux goutteux eux-mêmes. Des médecins, des malades qui n'avaient pas voulu faire usage de ce médicament tant que la composition avait été secrète pour eux, n'ont plus hésité à l'employer dès qu'ils ont cru la connaître. Ils ont adopté les formules présentées comme les nôtres; ils les ont appliquées, et n'ayant pas obtenu de leur emploi les beaux résultats qui leur avaient été annoncés et qu'on reconnaît unanimement à la préparation de M. Lartigue, ils ont rendu ce médicament responsable des insuccès et des accidents qu'ils avaient observés, et renonçant désormais à le prescrire, ils se sont ainsi privés d'une puissante ressource thérapeutique.

La publication de ces formules a, en outre, donné lieu à quelques objections sérieuses, qui sont fondées en ce qui concerne les pilules antigoutteuses formulées par M. Bouchardat, mais qui ne s'adressent en rien à celles qui portent notre nom. Les médecins et les malades qui ont employé ces contre-façons ont presque toujours observé des accidents fâcheux du côté des voies gastriques. « Elles déterminent, dit M. Crouigneau, sans aucun profit pour les malades, des superpurgations suivies d'une inflammation gastro-intestinale plus ou moins rebelle, comme je m'en suis convaincu tout récemment chez deux personnes auxquelles je les ai administrées comme essai. »

L'extrait de coloquinte que M. Bouchardat fait entrer dans la composition de ses pilules est en effet un des purgatifs les plus violents que la matière médicale possède, et je conçois que les médecins qui ont cru connaître la formule des pilules de Lartigue, en voyant celle de M. Bouchardat, aient eu quelques craintes sur leur emploi et redouté leur effet irritant sur le tube digestif. Mais, je le répète, la formule de M. Bouchardat n'est point la nôtre, son auteur ne l'a jamais donnée comme telle, et l'on ne saurait faire porter sur les Pilules de Lartigue des reproches que les pilules de M. Bouchardat méritent seules.

Un autre pharmacologiste dont je n'ai pas cru devoir parler précédemment, parce que son nom est loin d'avoir dans la science le crédit dont jouit celui de M. Bouchardat, a également publié une formule qu'il prétend être celle qui se rapproche le plus de la nôtre. Cette formule indique les trois ou quatre

purgatifs les plus violents de la matière médicale ; elle porte en note que ces pilules ne
doivent être prescrites qu'à la dose d'*une à
la fois*, jusqu'à trois ou quatre ; que, dans
tous les cas, leur action drastique doit rendre *extrêmement circonspect* dans leur emploi ; qu'elles déterminent des *coliques*, etc.
On comprend parfaitement que, puisque ces
pilules ne peuvent être administrées qu'une
à une, et avec la plus grande circonspection,
et qu'elles déterminent des coliques violentes, elles n'ont aucune analogie avec les Pilules de Lartigue, qui peuvent être prises *sans
inconvénients* aux doses de six, huit et même
plus. On comprend en outre que les médecins ou goutteux qui, sur l'affirmative de ce
pharmacien, ont accepté cette formule comme
celle de nos Pilules, aient conçu des craintes
sur l'action incendiaire qu'une pareille préparation doit avoir pour l'estomac et l'intestin. On comprend enfin l'intérêt extrême
qu'il y a pour les médecins et les goutteux à

se bien assurer de la provenance des pilules qu'ils emploieront, et à n'accepter que celles qui auront été prises directement, ou par l'entremise des pharmaciens ou des droguistes, à notre dépôt général[1].

Terminons, du reste, en disant que le temps et l'expérience ont fait justice de ces formules qui, composées au fond du cabinet, n'indiquant que des substances dont l'observation avait démontré l'insuffisance, ne reposant d'ailleurs sur aucune expérimentation antérieure, affectaient cependant la prétention de se substituer à une formule qui n'avait été définitivement arrêtée qu'après plusieurs années de tâtonnements et d'essais, et dont plusieurs milliers de faits avaient déjà démontré la supériorité.

[1] A Paris, pharmacie Pelletier, rue Jacob, 45. — A Bordeaux, pharmacie Mardin-Barbet, cours de Tourny, 21. — Voir, pour les autres indications, notre *Manuel des goutteux*.

QUATRIÈME PARTIE

OBSERVATIONS PRATIQUES

SUR LES EFFETS DES PILULES DE LARTIGUE

Extraits des journaux de médecine

QUATRIEME PARTIE.

OBSERVATIONS PRATIQUES SUR LES EFFETS DES PILULES DE LARTIGUE.

Bulletin de Thérapeutique.
(15 et 30 mars 1840.)

Il faut que nous ayons eu bien souvent l'occasion de constater l'efficacité des pilules de M. Lartigue dans les accès de goutte, et que nous sachions qu'un grand nombre de médecins distingués de Paris et de Bordeaux y ont eu recours avec succès, pour que nous portions à la connaissance de nos lecteurs l'existence de ces pilules, que M. Lartigue, chimiste et pharmacien honoré de Bordeaux, expédie toutes confectionnées à la pharmacie Pelletier-Duclou, où elles ne sont livrées que sur l'ordonnance des médecins. Nous avons un autre but en donnant de la publicité aux résultats avantageux de ce remède, c'est de déterminer M. Lartigue à nous mettre à même de faire connaître à nos lecteurs la composition de ces pilules, qu'il ne tient secrète, dit-il, que pour assurer à sa préparation l'unité de confection qui est pour lui le garant de son efficacité, les conditions imposées à son emploi et les précautions qu'il a prises ne permettant pas d'ailleurs de confondre ses pilules avec les médicaments exploités chaque jour par le charlatanisme. Nous dirons à un homme qui, comme M. Lartigue, jouit d'une considération des mieux méritées et par son caractère, et par ses travaux justement appréciés en pharmacie, que ces raisons, qui ont leur valeur, ne sont pas cependent suffisantes à nos yeux. Quand un praticien est arrivé à la découverte d'un traitement que des succès soutenus recommandent à l'attention générale, est-il pour lui un autre moyen d'être utile que de le soumettre à la critique impartiale des médecins, et à l'expérimentation dans les cas analogues à ceux auxquels il l'a appliqué?

Du reste, nous devons le reconnaître, les succès que nous avons dus à ce moyen ont triomphé de la méfiance extrême avec laquelle nous avions consenti à l'expérimenter. En moins de vingt-quatre heures nous sommes parvenu, chez plusieurs malades atteints de goutte inflammatoire, à arrêter tout à fait la douleur et à rendre la marche possible.

. I. M. Auguste Declarou, peintre, âgé de trente-six ans, est atteint depuis huit ans de la goutte ; chaque année il a eu deux ou trois accès qui l'ont retenu plusieurs

semaines chaque fois au lit. L'an passé, une attaque
plus violente l'a cloué quatre mois entiers dans son
fauteuil. Dans les derniers jours d'octobre 1839, il est
pris de nouveau de la goutte au pied gauche, et tout
annonce que cette atteinte est sérieuse. Depuis cinq
jours il éprouvait des douleurs atroces, frissons, nau-
sées fréquentes, céphalalgie, fièvre, agitation extrême ;
nuit sans sommeil, gonflement avec rougeur foncée de
l'articulation tibio-tarsienne et des orteils, gonflement,
rougeur et douleur au genou gauche, douleurs lom-
baires. A midi, il prend deux pilules de Lartigue, à
six heures, deux autres pilules : aucun effet apparent ;
seulement le frisson, qui revenait à neuf heures, manque. A minuit, deux autres pilules ; il urine abondam-
ment et remplit en quatre fois son vase de nuit. A
quatre heures, une sueur copieuse et épaisse se déve-
loppe, les douleurs du pied et du genou diminuent sensiblement ; mieux-être très-prononcé. A six heures du
matin, deux autres pilules. Entre neuf et dix heures,
une première garde-robe considérable sans coliques ; les
garde-robes se renouvellent d'heure en heure et arrivent
au nombre de dix ou onze dans la journée, sans fatigues et sans coliques. Toute douleur du pied a disparu,
il n'y a que de la roideur ; le malade peut se lever
pour vaquer à ses besoins et rester une heure dans son
fauteuil pour faire son lit. La nuit suivante est excellente, il se tourne et se retourne avec facilité. Le lendemain, il ne prend que quatre pilules, et a encore huit
garde-robes, des sueurs et des urines abondantes. Il
passe une partie de l'après-midi au coin du feu, le pied
à terre. Enfin, le second jour, à midi, il fait près d'une

lieue à pied, avec le seul secours d'une canne, pour venir chez moi. Il n'y a plus ni sensibilité ni douleur au cou-de-pied ; il n'y a qu'un peu de gonflement.

II. Le frère de l'évêque de Versailles, M. Henri de B..., a été guéri, avec six pilules, de douleurs de goutte atroces, qui duraient depuis trois jours, mais qui étaient surtout intolérables depuis huit heures. A quatre heures de l'après-midi, il prend deux pilules ; à dix heures, deux autres ; il continue à pousser des cris jusqu'à minuit. Alors, tout à coup, ses douleurs se calment, et la nuit est excellente. Il a peu de sommeil, à cause des besoins fréquents d'uriner qu'il éprouve et de la transpiration abondante qui le baigne ; mais il ne souffre plus. Le lendemain, à midi, M. de B... marchait facilement et sans douleur dans son appartement ; il n'y a pas eu de récidive les jours suivants. Ce malade n'a eu que peu de garde-robes, quoiqu'il ait continué encore quatre jours les pilules à faible dose.

Ces deux faits, auxquels je pourrais en joindre un plus grand nombre, ont été observés par moi, et ne me permettent point de douter de l'action promptement salutaire des pilules de M. Lartigue dans les accès de goutte aiguë et même subaiguë. J'ai préféré rapporter ces observations que celles dont je dois la communication à quelques médecins qui ont eu à s'applaudir du moyen dont il est question ; nous nommerons MM. les docteurs Bourges et Révolat, de Bordeaux, et à Paris, MM. Double, Marc, Beaumetz, Robert, Paulin, Carron du Villars, Simon et Sellier.

Les pilules de M. Lartigue sont de 20 centigrammes environ : elles ont une saveur amère assez prononcée. On les administre dans les crises au nombre de deux, de huit en huit heures. Six pilules suffisent souvent, mais on peut en porter la dose plus haut. Elles ont un effet diurétique très-prononcé, et excitent la transpiration en même temps qu'elles agissent lentement sur le canal intestinal, et qu'elles déterminent, au bout de quinze ou dix-huit heures de leur emploi, des garde-robes faciles, sans coliques ni malaises.

Nous avons essayé, dans les douleurs de goutte, une infinité de moyens, et nous n'en avons trouvé aucun ni aussi avantageux, ni aussi rapide dans ses effets. Il va sans dire qu'il ne s'agit ici, par l'emploi de cette préparation, que d'arrêter les accès de la goutte et de faire disparaître les douleurs ; quant à guérir la maladie elle-même, il n'en est pas question. La goutte est une affection générale à levain héréditaire transmissible, qui n'existe pas seulement au point où les douleurs surviennent : elle imprègne toute la constitution. C'est beaucoup toutefois d'avoir un moyen qui peut, en ouvrant des émonctoires immédiats à la cause morbide qui s'est localisée, faire disparaître les douleurs atroces qu'elle détermine.

MIQUEL.

Lettre adressée par M. Lartigue à M. le docteur Mi-
quel au sujet de l'article précédent. — Nouveaux
faits pour constater l'efficacité de ses pilules.

Monsieur le rédacteur,

Vous avez jugé convenable d'appeler l'attention des praticiens sur mes pilules, et c'est
d'après les résultats avantageux que vous en avez
personnellement obtenus, que vous avez considéré ce moyen comme l'un des plus utiles pour
triompher, sans inconvénient pour les malades,
des douleurs de la goutte. Quelque confiance que
j'eusse dans mon remède, déjà apprécié un grand
nombre de fois par les médecins qui y ont eu recours, je dois vous remercier d'avoir joint vos
observations aux leurs, et vous savoir gré, malgré vos paroles quelque peu sévères pour moi,
d'avoir porté au grand jour de la publicité l'existence d'un médicament auquel tant de goutteux
ont dû et devront le prompt soulagement des
tourments qui les déchirent.

Je suis extrêmement sensible à votre blâme,
car, comme vous, monsieur le rédacteur, je crois
que, « lorsqu'un praticien est arrivé à la décou-
« verte d'un médicament que des succès soutenus
« recommandent à l'attention générale, il n'est
« pour lui d'autre moyen d'être utile que de le

« soumettre à la critique impartiale des méde-
« cins, et à l'expérimentation dans les cas ana-
« logues à ceux auxquels il l'a appliqué. »

Mais n'est-il pas des cas, et le mien n'est-il pas
du nombre, où, sans cesser d'être honorable, on
doit par prudence, et dans l'intérêt même du
moyen, agir comme je l'ai fait jusqu'ici? L'estime
que j'ai pour votre personne et pour votre journal
me force à vous en faire juge, et à ne pas rester,
aux yeux de vos lecteurs, sous le coup de paroles
qui pourraient me nuire dans leur esprit.

Je vous le dis sans hésitation, je tiens à mes pilules ; j'y tiens par les services qu'elles peuvent
rendre aux goutteux et aux rhumatisants. J'y
tiens pour le bien qu'elles m'ont fait, pour les
douleurs qu'elles ont enlevées de ma vie, à moi
goutteux, depuis le temps que j'en fais usage ; je
tiens à leur honneur, à leurs succès, et c'est parce
que j'ai, par mon expérience, la garantie de leur
efficacité, que j'y ai attaché mon nom sans aucune
répugnance.

J'étais goutteux à l'âge de quarante-cinq ans.
Pendant dix ou douze ans, j'avais été sujet, plusieurs fois par an, à des accès intolérables de
goutte inflammatoire, aux pieds et aux genoux,
qui duraient souvent des mois entiers. Ni les traitements les plus méthodiques, ni le régime le
mieux observé, n'avaient rien pu sur la maladie.

J'avais lu et médité la plupart des auteurs qui, depuis Sydenham, avaient écrit sur la goutte. Je préparai avec soin les divers médicaments qui avaient été tour à tour employés et abandonnés. Je les essayai successivement sur moi-même et en étudiai les effets. Je ne fus point arrêté dans mes expérimentations par des dérangements dans ma santé qui compromirent pendant plus d'un an mon excellente constitution. Je persistai à me soumettre à l'usage des combinaisons thérapeutiques dont j'exécutais les formules, j'en variai les proportions et les composants. C'est dans ces tâtonnements successifs sur ma personne et durant les crises de la maladie, que je parvins enfin à trouver une association de médicaments, à des doses déterminées, qui, fixe dans sa composition et dans ses effets, a terminé depuis lors, en peu d'heures, ou a même prévenu tous mes accès de goutte.

Les succès que j'observais sur moi-même ayant été obtenus sur plusieurs autres goutteux, je désirai qu'il fût fait des expérimentations sur une plus large échelle. Je demandai, à cette intention, à la Société royale de médecine de Bordeaux, dont je suis membre, de faire constater sur d'autres goutteux les effets que j'avais observés et que je portai à sa connaissance. Je mis à la disposition de la Société toutes les pilules dont elle pouvait

avoir besoin, et je déposai ma formule cachetée
au secrétariat, à la condition qu'elle ne fût ouverte qu'après le rapport de la commission qui
serait nommée. Mon but, dans cette réserve, était
de ne pas voir préjuger la question par la connaissance des médicaments qui faisaient la base
de ma préparation.

La Société porta peu d'attention au dépôt que
j'avais fait dans sa séance générale du 22 août
1836, ce qui me détermina, cinq mois après
(20 janvier 1837), à demander la mainlevée de
mon paquet, qui me fut remis par M. le secrétaire
général.

Plus tard, j'ai trouvé dans le zèle bienveillant
de plusieurs honorables médecins de Bordeaux,
MM. Bourges, Révolat, Pereyra, Azam, Caussade,
Bouché de Vitray, Darroze, à Pontoux (Landes),
Lasserre, à Dax, etc., un appui qui m'a été fort
utile pour l'administration de ma composition, et
qui, tout en confirmant les bons effets obtenus
par les expérimentations qui se faisaient dans divers départements, et surtout à Paris, vint enfin
me rassurer sur les craintes qui me restaient
encore de me faire illusion sur les effets positifs
de mes pilules pour le prompt soulagement des
douleurs de goutte et des affections rhumatismales.

Si, au lieu d'une préparation composée, ce mé-

dicament eût été une substance simple, invariable
dans ses effets, et dont le mode d'action ne pût
subir aucune modification par la différence de manipulation, alors, n'en doutez pas, monsieur le
rédacteur, j'aurais immédiatement fait connaître
cette substance, sachant qu'il n'en fallait pas davantage pour doter la thérapeutique d'un médicament nouveau contre la goutte. Mais, quand ce médicament est un composé de diverses substances,
quand les soins à apporter dans leur choix et dans
leur manipulation sont d'une nécessité absolue
pour lui assurer une unité d'action, n'était-il pas
prudent, avant d'en publier la formule, d'en faire
constater les propriétés par un grand nombre de
praticiens? Devais-je m'exposer à laisser mettre
sur le compte de mon médicament des insuccès
qui n'auraient été dus qu'à des défauts de préparation, et à voir rejeter, dès les premiers essais,
un agent thérapeutique dont une différence dans
le mode de confection eût empêché de constater
les avantages? Fidèle à la marche que j'avais cru
prudent et sage de me tracer, j'ai, depuis six ans,
multiplié les expérimentations autant qu'il m'a
été possible de le faire; et dans ce but j'ai toujours
livré gratuitement, aux médecins qui ont voulu les
expérimenter, les pilules dont ils ont pu avoir
besoin. Plus tard, je présenterai à l'Académie
royale de médecine un mémoire qui, par les obser-

vations nombreuses de guérison qu'il contiendra, méritera, je l'espère, l'approbation de cette illustre compagnie, quand les faits qu'elle aura elle-même observés seront venus se joindre à ceux que je lui aurai fait connaître. Alors aussi je publierai ma formule exacte, convaincu qu'il n'y aura plus de chances défavorables pour ce médicament, et que les insuccès qui pourront être constatés seront dus, non pas à la nature des composants, mais à la manière dont ils auront été traités.

En attendant, monsieur, je crois que le choix fait par moi, à Paris, de la pharmacie Pelletier-Duclou pour y établir le dépôt général de mes pilules, « la condition de n'en jamais livrer sans « ordonnance de médecin et la certitude que « cette condition sera rigoureusement observée » me feront trouver grâce aux yeux des hommes même les plus désireux de conserver la dignité de leur honorable profession.

Du reste, je fais appel à votre justice et au désir du bien qui vous anime, pour insérer, à la suite de ma lettre, les faits pratiques recueillis par plusieurs médecins considérés de Bordeaux, qui m'ont autorisé à vous les adresser. Les nombreuses observations que j'ai recueillies moi-même ne sauraient avoir, à cause de mon incompétence, ni autant de poids à vos yeux si vous aviez encore quelque doute, ni autant de valeur auprès des médecins.

F. LARTIGUE, ancien pharmacien,
Membre de l'Académie des sciences, belles-lettres et arts
de Bordeaux, et correspondant de l'Académie royale
de médecine de Paris, etc.

Il y a déjà plusieurs années que M. Lartigue lut, dans le sein de notre Société de médecine, une note sur l'effet des pilules qu'il avait essayées sur lui-même, et qui avait fait avorter plusieurs attaques de goutte d'une manière presque instantanée. Il déposait dans un billet cacheté la formule de ces pilules, et en mettait une certaine quantité à la disposition des membres, pour qu'ils pussent répéter les essais qui lui avaient déjà réussi. Cet appel ne fut pas entendu. Aucun médecin ou presque aucun, n'eut l'occasion d'employer ce remède. M. Lartigue, dans un voyage qu'il eut l'occasion de faire à Paris, en parla à quelques-uns de ses amis, et ce moyen, employé par un assez grand nombre de médecins haut placés, eut une partie des succès qu'il en avait espérés.

Vers le commencement de cette année, M. Lartigue me parla de nouveau de ses pilules, me rapporta les effets qu'on en avait obtenus à Paris et à Bordeaux depuis quelque temps, et me pria de les employer dans mon service à l'hôpital Saint-André, dans plusieurs cas qui pourraient nécessiter leur emploi.

Bien rassuré par la confiance toute personnelle que m'inspirent et les talents et la probité bien connus de M. Lartigue, je n'hésitai pas à faire les essais qu'il désirait.

Je dois rendre un compte très-sommaire des effets que j'ai obtenus. J'ai les observations prises avec les plus grands détails, mais il me semble peu utile de les rapporter ici.

J'ai donné les pilules de M. Lartigue à huit malades :

Deux atteints de goutte aiguë ;

Trois atteints de rhumatisme articulaire chronique, avec nodosités dans les articulations des doigts et des orteils ;

Trois atteints de rhumatisme musculaire sub-aigu et chronique.

Des deux malades atteints d'une attaque de goutte aiguë, le premier, après avoir été saigné et avoir supporté sans succès deux applications de sangsues sur l'articulation du gros orteil, fut guéri en peu de jours par quatre doses des pilules de M. Lartigue.

Le second, chez lequel la goutte n'était pas aussi aiguë, a été soulagé par plusieurs doses de pilules, réitérées à deux jours d'intervalle, et n'a

été complétement guéri que par un usage longtemps continué.

Des trois malades atteint de rhumatisme articulaire chronique, l'un d'eux, qui était vraiment
perclus, qui n'avait presque aucun mouvement
de ses membres, est sorti de l'hôpital à peu près
guéri après l'usage, prolongé pendant un mois,
des pilules.

Le deuxième a été guéri assez promptement.

Chez le troisième, les pilules n'ont eu aucun effet.

Chez les trois malades atteints de rhumatisme
musculaire chronique ou subaigu, le premier,
soulagé par l'usage des pilules, n'a pu en continuer l'effet, et a été guéri par les bains de vapeur.

Le deuxième fut guéri assez promptement.

Le troisième, atteint d'un rhumatisme du ster-
no-mastoïdien, a été guéri en quinze jours par des
doses répétées tous les deux jours.

Tous mes malades ont très-bien supporté les
pilules; leur estomac n'en a été nullement fatigué.
Après plusieurs tâtonnements, voici la manière de
les administrer qui m'a paru la plus convenable :

Je prescrivais deux pilules le soir et deux pilules
le lendemain matin, pour la première fois.

Cette dose amenait, vers quatre ou cinq heures
de l'après-midi, deux ou trois selles, sans coliques
ni douleurs.

Deux pilules données le surlendemain soir produisaient le même résultat trente-six ou quarante heures après. — La première dose était donc de quatre pilules, et les suivantes de deux le soir, de deux jours l'un.

Un seul de mes malades a nécessité, pour la première fois, six pilules.

A une dose plus élevée, j'ai observé des super-purgations suivies pendant quelques jours de diarrhée assez intense, mais sans coliques.

Chez plusieurs, l'effet sédatif des pilules se faisait sentir avant la purgation ; chez d'autres, il y avait dans la nuit un peu d'inquiétude ; l'amélioration ne survenait qu'après les évacuations.

Quoique j'aie été obligé de continuer chez quelques malades, pendant assez longtemps, l'usage de ces pilules, bien loin d'en être dégoûtés, ils en réclamaient avec instance la continuation.

On doit observer que les essais que j'ai faits à l'hôpital de Bordeaux l'ont été du 1er janvier au 10 avril, temps le moins propre à traiter les maladies que je combattais.

Émile PEREYRA,
Médecin de l'hôpital Saint-André.

Bordeaux, 11 avril 1840.

Faits observés par M. le docteur Azam.

Dans le dernier numéro du *Bulletin général de Thérapeutique,* que vous publiez, vous avez fait connaître à vos lecteurs les heureux effets que vous avez obtenus de l'emploi des pilules de notre honorable M. Lartigue, sur plusieurs de vos malades atteints d'accès de goutte aiguë.

M. le docteur Ferrus a signalé à l'Académie de médecine, dans sa séance du 31 mars dernier, un résultat non moins heureux, obtenu dans un cas semblable chez un de ses malades, auquel il avait prescrit l'emploi de ces mêmes pilules.

Comme vous, monsieur, je pense qu'il est utile de chercher à arrêter l'attention des praticiens sur l'emploi de ce nouveau moyen thérapeutique. L'expérience de la généralité des médecins nous apprendra jusqu'à quel point nous pouvons compter sur ses vertus, manifestées jusqu'ici par un assez grand nombre de faits, auxquels on peut ajouter celui que je vais avoir l'honneur de vous rapporter.

Mᵐᵉ ***, âgée d'environ quarante-cinq ans, d'une constitution délicate, mais jouissant d'ailleurs d'une assez bonne santé, éprouvait par intervalles, particulièrement pendant le temps froid et humide, et cela depuis près de six ans, une douleur au gros orteil du pied gauche, avec rougeur et tuméfaction de cette partie. Quelquefois cette douleur, après avoir acquis une assez grande intensité, abandonnait le gros orteil et se portait sur l'articulation tibio-tarsienne du même pied, qu'elle occupait pendant trente ou quarante jours, en diminuant insensiblement et disparaissant enfin, pour se reproduire, deux ou trois mois après, à son siége primitif, au gros orteil.

Au commencement du printemps de l'année 1859, la douleur dont il s'agit se manifesta, pour la première fois, au genou droit, et abandonna, pour ne plus s'y montrer, et le gros orteil et l'articulation du pied ; sa marche et son intensité furent au genou ce qu'elles avaient été au gros orteil ; je veux dire que, même dans ses plus grandes souffrances, la malade fut constamment sans fièvre, et qu'elle ne fut jamais réduite à l'impossibilité absolue de marcher dans l'intérieur de sa maison.

Des liniments calmants, usités en pareil cas, sont les seuls moyens dont nous ayons pu faire usage, mais sans succès notable. Le cyanure de potassium, dans les proportions de 60 centigrammes sur 50 grammes d'axonge en frictions, a souvent calmé la douleur.

Enfin, ayant appris que plusieurs de nos honorables confrères avaient, dans des cas analogues, prescrit avec succès les pilules de Lartigue, nous les proposâmes à la malade, qui consentit à en faire usage.

En conséquence, deux pilules furent prises le 4 janvier dernier, à trois heures du matin, et deux autres à trois heures du soir, sans effet sensible.

Le lendemain 5, la malade prit, aux mêmes heures,

le même nombre de pilules ; elles provoquèrent plusieurs garde-robes, sans coliques ni dérangements, qui furent suivies d'une diminution notable de la douleur.

Le 6, point de médication ; la sécrétion de l'urine paraît être augmentée ; mieux-être de la malade.

Le 7 et le 9, la malade prit, aux mêmes heures, le même nombre de pilules, qui provoquèrent, comme les premières, plusieurs garde-robes sans irritation ni coliques, et la disparition complète de la douleur qui, jusqu'à ce jour, ne s'est pas reproduite.

J'ai l'honneur d'être, etc.

AZAM, D.-M.

Bordeaux, 12 avril 1840.

Faits observés par M. le docteur Bouché de Vitray.

Les caractères différentiels des affections goutteuses et rhumatismales ne sont pas assez tranchés pour admettre deux maladies bien distinctes, réclamant des indications opposées ; aussi l'agent thérapeutique dont je vais signaler l'action est-il présenté, par M. Lartigue, comme exerçant une sorte de spécialité contre ces deux affections.

Mme veuve Latus, douée d'un tempérament pléthorique, était, depuis quinze ans, atteinte d'une affection rhumatismale, qui sévissait à des intervalles plus ou moins éloignés, mais particulièrement sous l'influence d'une atmosphère froide et humide, et d'une prédispo-

sition entretenue par un sang naturellement trop fibri-
neux, avec la facilité de déplacement propre à cette
phlegmasie ; les douleurs se mobilisaient fréquemment,
et rarement se fixaient sur le siége primitif du mal.
Il ne paraît pas que la cessation du flux menstruel ait
modifié sensiblement son caractère et sa marche : douleur tensive avec tiraillement, alternative de rémission
et de paroxysme, sensation plus douloureuse au moindre contact, à la plus petite contraction musculaire,
fièvre, brusque transition d'un siége à l'autre, gonflement des parties affectées ; tels sont les phénomènes
qui ont signalé cette maladie dans ses différentes ap-
paritions. Les saignées générales et locales, les purgations, les embrocations adoucissantes et puis stimulantes, composèrent la série des principaux agents
thérapeutiques dirigés contre elle.

L'hiver passé, les conditions accoutumées ayant
amené une nouvelle explosion du mal, les douleurs
eurent pour siéges consécutifs les muscles des épaules,
ceux du bras, et l'articulation radio-carpienne des deux
côtés. Mme Latus, fatiguée du traitement rationnel, eut
l'idée de recourir aux pilules composées et préconisées
par M. Lartigue. La position sociale de ce chimiste
distingué, sa probité bien connue, éloignant toute idée
de spéculation et nous interdisant tout doute quant à
ses assertions, nous consentîmes à surveiller son emploi et ses effets.

En février dernier, pour se conformer au mode d'administration indiqué par M. Lartigue, Mme Latus prit
huit pilules en vingt-quatre heures, divisées par doses
de deux pilules de huit heures en huit heures. Les

deux premières n'amenèrent aucun changement notable, les deux suivantes produisirent un mieux sensible, et l'ingestion des six autres fut suivie de la disparition à peu près complète des douleurs, et de la résolution presque subite du gonflement produit par le rhumatisme.

La malade avait eu, sans fatigue, douze à quinze garde-robes accompagnées d'une abondante transpiration ; mais l'augmentation de la sécrétion urinaire, annoncée comme un des effets du remède, fit défaut en cette circonstance.

Depuis, Mme Lutus n'a éprouvé aucune de ces récidives qu'amenaient presque toujours les modifications atmosphériques.

Cette observation nous ayant paru satisfaisante, nous faisons des vœux pour que de semblables épreuves se multiplient avec les mêmes résultats.

BOUCHÉ DE VITRAY, D.-M.

Bordeaux, ce 13 avril 1840.

Faits observés par M. le docteur Révolat.

1. M. C. de L..., payeur de la Gironde, sujet à la goutte depuis plusieurs années, en éprouva un fort long et violent accès, à Paris, à l'entrée du printemps de l'année dernière. Un très-habile médecin, M. le docteur Double, lui prodiguant ses conseils, et reconnaissant l'insuffisance des moyens thérapeutiques ordinaires,

lui conseilla l'usage des pilules de Lartigue. Le succès ayant répondu à l'attente du médecin et du malade, celui-ci résolut de recourir uniquement à ce médicament en cas de récidive à l'avenir. Plusieurs mois après, en effet, à Bordeaux, vers la fin de juillet, la goutte se manifesta à un pied, et presque incontinent à l'autre. Cet incident même était, dans ce moment, d'autant plus fâcheux et contrariant, que le malade devait se mettre en route le jour suivant. Le repos et l'emploi de deux pilules le matin et une le soir, pendant trois jours, atténuèrent et dissipèrent les douleurs arthritiques, et lui permirent de ne pas différer plus long-temps son voyage. Depuis lors, il n'a plus eu d'autres rechutes, en s'opposant, par intervalles, à l'aide d'une ou deux pilules, à la constipation, contre laquelle il se tient toujours en garde.

II. M. J. M..., un de mes parents, d'un âge assez avancé, sujet à une affection goutteuse, se trouvait momentanément à Paris en novembre dernier. Un violent accès de goutte y prolongea forcément son séjour. A peine convalescent, il songea à son retour ; mais la fatigue inséparable du voyage et le mauvais temps entretinrent des douleurs vagues et articulaires, avec insomnie, anorexie, constipation, etc. ; les douleurs ont disparu, le sommeil et l'appétit sont revenus, l'excrétion alvine s'est rétablie par l'emploi ménagé d'une vingtaine de pilules de Lartigue pendant quatre jours.

III. Consulté, il y a quelques semaines, par M. D..., qui depuis plusieurs jours était retenu dans sa chambre par un accès de goutte au pied gauche, et n'éprouvait pas, par un traitement ordinaire, le prompt soulagement qu'il désirait, je lui conseillai, d'après ma récente expérience, de recourir aux pilules de Lartigue. Il acquiesça à cet avis, et, dès le lendemain, il s'en munit et en fit usage pendant plusieurs jours, sans en éprouver la moindre fatigue, et avec un résultat salutaire. Soulagement prompt, sommeil dès la première nuit, évacuations pendant trois jours amenées par six pilules prises dans les vingt-quatre heures. M. D... prit, quinze jours après, quatre pilules ; depuis cette époque, il est parfaitement bien.

Je pourrais rapporter plusieurs autres observations analogues, que m'ont fournies des personnes chez lesquelles, à bon droit, j'avais lieu de soupçonner une cause morbifique émanant d'un principe rhumatismal ou goutteux. L'expérience sans doute des praticiens ne tardera pas à sanctionner les effets de ce médicament, et à préciser les cas où on devra l'employer avec un égal succès.

RÉVOLAT père,
Ancien médecin en chef des armées.

Cas observé par M. le docteur Bourges.

Un de mes malades, atteint d'une goutte vague dont les suites avaient présenté des accidents subapoplectiques, a été promptement soulagé d'une vive attaque, portée sur le genou gauche, par l'administration de deux pilules antigoutteuses de

M. Lartigue. La même personne prévient de semblables accidents en prenant, de temps en temps, deux, quatre ou six de ces pilules, suivant les circonstances.

BOURGES, médecin de l'hôpital Saint-André.

Gazette des médecins praticiens.

(4 juin 1840.)

Plusieurs journaux de médecine ont appelé l'attention des praticiens sur les pilules de M. Lartigue, et ont mentionné les avantages qu'on retire de ce nouveau remède contre la goutte. Dans un de ses derniers numéros notamment, le *Bulletin de Thérapeutique* a inséré des observations très-importantes qui nous ont donné le désir de vérifier nous-même les vertus de ce nouvel agent thérapeutique.

D'ailleurs les noms des médecins recommandables qui ont constaté l'efficacité réelle de ce médicament, et parmi lesquels nous citerons MM. Bourges, Révolat, Azam, Pereyra, Bouché de Vitray, Cazenave, etc., etc., à Bordeaux ; MM. Double, Marc, Miquel, Robert, Beaumetz, etc., etc., à Paris; la juste considération dont jouit la pharmacie Pelletier-Duclou, où est établi le dépôt général de ces pilules, et *où elles ne sont délivrées que sur l'ordonnance des médecins* ; l'insuffisance surtout des médications que la thérapeutique oppose à cette terrible affection, nous ont porté à les prescrire à nos malades et à en étudier nous-même les effets : c'est le résultat de nos observations que nous allons soumettre à nos lecteurs, convaincu qu'ils nous sauront gré d'avoir porté à leur connaissance des faits aussi concluants que ceux qu'on va lire.

I. M. Solb...., ingénieur en chef des mines royales de Villefort et de Vial (Lozère), âgé de quarante et un ans, est goutteux depuis l'âge de vingt-deux ans. Les crises, qui ont pris une intensité toujours croissante, reviennent, depuis quelques années, deux ou trois fois par an. Elles se prolongent souvent au delà d'un mois, et laissent ensuite, selon la saison, un engourdissement et une faiblesse plus ou moins prolongés dans les membres atteints.

Étant dernièrement à Paris, M. Solb... est pris d'un accès de goutte très-violent. L'articulation du genou droit est rouge, gonflée, ainsi que le gros orteil du même côté : douleurs atroces, fièvre, insomnie, etc. Nous lui conseillons l'usage des pilules de Lartigue : deux sont administrées le soir vers six heures, et suffisent pour amener dans la nuit trois selles copieuses et une transpiration abondante ; il prend le matin deux autres pilules qui entretiennent l'effet produit. Dès ce moment les douleurs commencent à disparaître ; les articulations deviennent plus libres ; un bien-être général succède à l'état de souffrance ; un sommeil de quelques heures termine l'accès, et, contre son attente, au bout de dix-huit heures de traitement, M. Solb... peut se lever et marcher. Le second jour, il peut continuer de vaquer à ses affaires dans les rues de Paris.

II. M. H. du Poss..., colonel en retraite, rue Jacob, âgé de soixante et un ans, a fait vingt-quatre campagnes ; il est atteint depuis quelques années de douleurs goutteuses et rhumatismales, envahissant tantôt les articulations, tantôt les muscles pectoraux, etc. Attribuant cet état à sa vie passée, aux nombreuses blessures qu'il a reçues, et particulièrement à une balle qu'il porte, depuis l'âge de quarante-quatre ans, dans les muscles voisins de l'omoplate gauche, M. H. du Poss... n'a eu recours qu'à de simples calmants.

Mais au commencement de cette année, les douleurs prirent un caractère plus aigu : la constipation à laquelle le malade est sujet devint opiniâtre ; les urines, devenues plus rares, se montrèrent plus foncées, déposant un sédiment rouge et graveleux, et produisant par leur passage une légère irritation du canal de l'urèthre. Les orteils devinrent, l'un après l'autre, très-douloureux, néanmoins sans rougeur trop prononcée. Un gonflement se manifesta à la malléole interne gauche ; sans être tout à fait impossible, la marche était du moins très douloureuse. Le 15 mars, M. H. du Poss... fut mis à l'usage des pilules de Lartigue. Il en prit quatre en deux fois, les doses à six heures d'intervalle l'une de l'autre ; il monta en voiture pour se rendre à Argenteuil, où ses affaires l'appelaient : il déjeuna et dîna mieux que de coutume, revint à Paris le soir, et dut s'arrêter plusieurs fois en route pour satisfaire au besoin d'uriner. La nuit fut plus calme que les précédentes : le besoin d'uriner interrompit fréquemment le sommeil du malade, qui trouva le matin, à son grand étonnement, son vase de nuit presque rempli d'une urine limpide, légèrement colorée et sans dépôt. Il prit, en se levant, une nouvelle pilule, et continua pendant quatre jours encore ce traitement, ce qui porta à huit la dose des pilules prises en cinq jours. Pendant ce temps, quelques selles survinrent, la liberté du ventre s'établit ; les urines continuèrent à être abondantes et claires, la démangeaison du canal de l'urèthre disparut, les douleurs des orteils se dissipèrent. M. H. du Poss... n'a plus éprouvé que quelques vagues douleurs dues aux brusques changements de la température. Il continue, à la moindre recrudescence du mal, à prendre des pilules, et il s'en trouve à merveille.

III. M. P. de Saint-André, rue du Bac, est sujet depuis plusieurs années à des attaques de goutte, qui le retiennent quinze jours et trois semaines dans sa chambre, ne lui permettant le libre usage de ses membres qu'un mois et demi ou deux mois après.

Une attaque se manifeste vers la fin du mois dernier : elle se présente avec les caractères des attaques précédentes. Tout présage qu'elle aura la même durée : le jeudi soir la goutte est fixée au pied gauche, le gros orteil offre une rougeur très-prononcée, un gonflement considérable, une extrême sensibilité. Dans la nuit, le malade est réveillé par les douleurs, qui deviennent de plus en plus intenses. Le vendredi matin, elles sont atroces, et le malade ne peut plus poser le pied à terre. Il commence l'usage des pilules de M. Lartigue : redoutant l'action trop énergique de ce médicament qu'il ne connaît pas, il n'en prend qu'une d'abord : elle est sans effet, et les douleurs persistent tout le jour. Deux nouvelles pilules sont prises le soir.

Le malade, qui a passé la journée dans un fauteuil, se couche peu après leur administration : les douleurs s'apaisent : le malade s'endort, son sommeil est assez paisible ; à son réveil, la sensibilité est considérablement diminuée. Quelques instants après, une évacuation abondante a lieu : elle ne se renouvelle pas dans toute la journée du samedi, pendant laquelle M. P. de Saint-André a pris encore deux pilules, l'une le matin, l'autre le soir. La douleur disparaît, le gonflement existe à peine. Le dimanche matin, le malade prend une sixième pilule : il a deux évacuations dans la journée, et se trouve si bien, qu'il ne croit pas nécessaire de recourir le soir à l'administration d'une septième pilule. Le lundi, en effet, toute trace de gonflement et de sensibilité a disparu, et M. P. de Saint-André reprend ses habitudes ordinaires.

Comme on le voit, la dose de ces pilules varie suivant la constitution et la susceptibilité des malades ; c'est aux médecins, ayant la connaissance de la sensibilité plus ou moins vive des organes abdominaux, à en augmenter ou à en diminuer la quantité.

Nous pouvons pourtant établir que quatre à six pilules dans les vingt-quatre heures, prises de deux en deux et de huit en huit heures, conviennent dans le plus grand nombre de cas, et qu'à cette dose les malades ont depuis deux jusqu'à six garde-robes, sans coliques ni dérangement. Si les douleurs continuaient, et qu'il n'y eût eu qu'un petit nombre d'évacuations, les malades pourraient prendre deux pilules le surlendemain matin, et continuer cette dose pendant un jour ou deux.

Il nous reste à témoigner un désir auquel, nous l'espérons sincèrement, M. Lartigue se rendra. La formule de ce médicament est encore secrète. Nous savons bien les bonnes raisons que tout inventeur d'un remède utile peut faire valoir pour en conserver la propriété exclusive; mais nous savons aussi qu'il est des considérations de haute libéralité qui doivent dominer toutes les autres, et c'est pour nous un devoir de prier M. Lartigue de donner un bel exemple.

Amédée LATOUR.

Gazette des hôpitaux.

(30 juillet et 1er août 1840.)

On a dit avec raison que le signe infaillible de l'incurabilité d'une maladie, c'est la profusion de ses remèdes ; ce principe s'applique malheureusement à beaucoup d'affections graves qui font encore le désespoir de la médecine pratique. La goutte surtout, cette maladie si commune, la plus cruelle peut-être et certainement la plus opiniâtre, la goutte surtout justifie jusqu'à ce jour la vérité de ce principe. Qui ne sait par combien de moyens on a prétendu la guérir, mais qui ne sait aussi combien ont été vaines ces promesses de guérison ? Au moment où nous écrivons ces lignes, l'Académie royale de médecine de Paris, donnant tête baissée dans l'opinion intéressée des prôneurs de certaines eaux minérales, assure, contre l'évidence et au mépris de faits qui prouvent le danger réel de ces eaux, que les goutteux doivent retrouver la santé après l'usage des eaux de Vichy, quand l'honorable M. Prunelle, premier médecin de ces sources et praticien consommé, déclare à qui veut l'entendre, comme il nous l'a déclaré à nous-même, que les eaux de Vichy décident, au contraire, des métastases mortelles de la goutte articulaire, et consomment ainsi la ruine des malades, bien loin de les guérir.

On doit être peu surpris que des affections comme la goutte deviennent le point de mire des inventeurs de remèdes, quand on réfléchit qu'elles attaquent de préférence les gens riches, qui n'achètent jamais trop cher la douce espérance de prolonger leur vie. Si ces remèdes tant vantés n'avaient d'autre effet que d'endormir l'impatience de ces malades en les préparant à attendre tranquillement la solution naturelle de leurs crises, s'ils palliaient simplement leurs douleurs, si même ils ne pouvaient leur nuire, nous serions d'avis de les laisser dans une sécurité sans conséquence, nous en référant à leur propre expérience pour faire enfin justice des promesses du charlatanisme. Mais la plupart de ces remèdes ne sont rien moins qu'inoffensifs; aucun n'atteint le principe de la goutte, et presque tous l'exaspèrent par une perturbation inopportune. Sous leur influence, la fluxion goutteuse, appelée violemment du dehors dans les viscères, compromet tôt ou tard les jours des goutteux, en décidant chez les uns une angine de poitrine, chez les autres une apoplexie. Telle est la seule action bien avérée des préparations les plus accréditées contre la goutte.

Cependant la goutte, non plus que les autres maladies spécifiques, paraît peu faite pour se soustraire à tout jamais aux ressources de la médecine. Le remède à ce mal existe, car la nature ne nous envoie guère de maladies sans nous suggérer tôt ou tard les meilleurs moyens de les détruire. Nous l'avons vu successivement pour la syphilis, pour les fièvres d'accès, pour les scrofules, pour la gale. La véritable difficulté consiste précisément dans la découverte de l'antiarthritique. Eh bien, cette découverte, M. Lartigue pourrait presque la revendiquer aujourd'hui en faveur de ses pilules antigoutteuses.

Nous ne connaissons pas personnellement M. Lartigue, mais nous savons que M. Lartigue est un pharmacien distingué de Bordeaux, entouré d'une considération bien méritée, et au-dessus, par son caractère autant que par sa position, du moindre soupçon de charlatanisme. Nous savons, en outre, que ce pharmacien, goutteux lui-même, s'est mis en quête de moyens curatifs de la goutte après avoir épuisé sur sa personne presque tous les remèdes dirigés contre cette cruelle maladie; nous savons enfin que c'est par une suite d'essais multipliés, dont il était lui-même le sujet, qu'il s'est arrêté définitivement à la composition actuelle de ses pilules. Rien ne nous paraît manquer à la garantie de la préparation proposée, si ce n'est la publication de la formule dont M. Lartigue fait encore un mystère. Nous espérons cependant, ainsi qu'il l'a dit lui-même, que ce mys-

tère n'est que temporaire et qu'il publiera bientôt
sa formule. En attendant, nous ne pouvons qu'applaudir aux précautions qu'il a prises pour éviter
que ce médicament, qui, employé avec prudence
et discernement par les médecins, est destiné à
rendre de véritables services, ne puisse devenir
une cause d'accidents, s'il était mis à la disposition
des malades. D'après la volonté formelle de
M. Lartigue, « ses pilules ne peuvent être livrées
que sur l'ordonnance des hommes de l'art. » C'est
cette condition, dont l'observation rigoureuse est
assurée par le choix fait par M. Lartigue de la
pharmacie Pelletier-Duclou pour y établir le dépôt général de sa composition, qui a décidé les
médecins à expérimenter sa nouvelle préparation ;
aussi ces expérimentations ont-elles été faites par
les praticiens les moins aventureux et les plus
haut placés dans l'opinion de leurs confrères. Il
nous suffira de citer les noms de MM. Double,
Chomel, Ferrus, Marc, à Paris, et de MM. Bourges,
Révolat, Pereyra, Azam, etc., à Bordeaux, pour
convaincre nos lecteurs qu'il s'agit ici d'une
épreuve sérieuse et d'un agent médicateur important.

Plusieurs journaux de la capitale ont déjà entre-
tenu le public des succès de ces expériences. Le
Bulletin de Thérapeutique, spécial sur ces questions, en a même fait l'objet de deux longs arti-

cles, dans lesquels M. Miquel, son rédacteur en chef, confirme les bons effets de l'action des pilules antigoutteuses de Lartigue par les résultats de ses propres observations.

Nous avions besoin de l'ensemble de ces témoignages pour nous déterminer à essayer, de notre côté, la puissance curative de ce nouveau moyen. Notre expérience personnelle n'a pas démenti l'expérience des autres praticiens : nous avons reconnu comme eux que les pilules de Lartigue jouissent d'une efficacité réelle contre les maladies goutteuses, et que leur emploi, s'il est dirigé avec la prudence requise, assure aux malheureux malades un soulagement très-prompt. Voici deux observations tirées de notre pratique ; nous y joignons deux ou trois observations du même genre empruntées à nos confrères, afin de donner plus de crédit aux règles pratiques que nous en déduirons. Commençons par ces dernières :

I. M. Charles S..., âgé de cinquante ans, d'une constitution lymphatico-bilieuse, a fait les guerres de l'empire au nord et au midi de l'Europe.

Ce sujet a communément deux accès par an de goutte aiguë régulière, siégeant sur les deux premières articulations métatarso-phalangiennes des deux pieds. L'un de ces accès est plus fort que l'autre. Le plus fort à lieu à l'approche de l'équinoxe du printemps, quelquefois un peu plus tard, et dure d'un mois et demi à deux mois, sans que le malade puisse marcher ; le second accès est à peine marqué.

Le médecin a conseillé les pilules de Lartigue à l'instant de l'imminence d'un fort accès de goutte, et l'emploi de ces pilules a parfaitement enrayé cet accès. Depuis, le malade va très-bien, et il a déclaré n'avoir jamais obtenu le même effet de toutes les drogues qu'on lui a si souvent fait prendre dans les pays qu'il a successivement habités.

L'observation précédente appartient à M. Cazenave. Elle offre l exemple d'une crise violente de goutte réprimée avant sa manifestation. Les faits de cette espèce, assez nombreux parmi les observations sur l'emploi des pilules Lartigue, établissent donc que les pilules dont il s'agit peuvent prévenir les accès de goutte.

II. M. R..., entrepreneur de travaux publics au Mans, est sujet à la goutte depuis quatre ans environ. Sur le point de faire un voyage à Paris au mois de janvier dernier, sa place retenue à la diligence, M. R... est pris d'une violente attaque de goutte au pied gauche. Deux pilules de Lartigue procurent d'abondantes garde-robes. Aussitôt après, les douleurs cessent, le mouvement du pied se rétablit, et deux jours après le malade part pour Paris, où il vaque à ses affaires sans ressentir la plus petite douleur.

Ici il s'agit d'un accès de goutte commençant, et l'on voit que deux pilules suffisent pour en délivrer complétement le patient. Ce nouvel ordre de faits prouve que les pilules de Lartigue peuvent enlever les accès de goutte dès les premiers instants de leur explosion.

III. M. C..., ancien chef de bataillon en retraite, d'une forte constitution, est sujet à des accès de goutte qui se renouvellent assez habituellement au printemps et en automne, affectant tantôt les genoux, tantôt les orteils.

Au mois de février dernier, M. C... est pris tout à coup d'une douleur atroce à l'épaule et au bras droits, avec gonflement et rougeur de la main qui rend impossible le plus léger mouvement. Pendant deux nuits de suite les douleurs sont si vives, qu'il est impossible au malade de goûter le moindre repos. Deux pilules sont administrées à deux heures de l'après-midi, deux autres à dix heures du soir. Jusque-là pas d'effet sensible ; mais vers minuit, les douleurs se calment, et un sommeil de six heures, suivi au réveil d'une selle copieuse, répare les forces de M. C..., et rend un peu plus faciles les mouvements du bras et de la main.

Deux nouvelles pilules sont prises à huit heures du matin : cinq garde-robes sans coliques ont lieu dans la journée. Dès le lendemain, M. C... se trouve tout à fait rétabli.

Le cas de goutte de M. C*** s'écarte déjà des faits de goutte régulière et rentre dans ceux de goutte anomale ; c'est peut-être à cette cause qu'on doit attribuer le besoin de réitérer l'usage des pilules de Lartigue avant d'en obtenir un bon effet assez apparent. Un autre phénomène digne de remarque, c'est que la première prise des pilules a été suivie presque immédiatement d'un calme sensible, quoiqu'elle n'eût amené ni garde-robe ni aucune évacuation apparente. Cependant des garde-robes abondantes se sont déclarées à la suite de leur continuation, ce qui a produit dès le lendemain la disparition complète des phénomènes goutteux des jours précédents.

Les trois exemples cités offrent des faits de goutte imminente, de goutte au commencement de la crise et de goutte anomale qui durait déjà depuis deux jours. Malgré la diversité de ces cas, les pilules de Lartigue ont opéré tout aussi efficacement; seulement le même effet a été obtenu par des prises différentes du médicament.

Les deux observations qui suivent nous appartiennent. L'une est un cas de rhumatisme goutteux chronique, l'autre un cas de douleurs goutteuses vagues. On va voir que les pilules de Lartigue ont eu le même avantage que dans les cas de goutte plus franche et plus récente.

IV. Mᵐᵉ B..., âgée de soixante-quatre ans, était atteinte depuis quinze ou vingt ans d'une douleur sciatique permanente, qui faisait place quelquefois à une douleur aiguë du genou, du tarse ou des orteils de l'un ou de l'autre membre, accompagnée de tension, de rougeur, de gonflement et de l'appareil ordinaire des inflammations goutteuses. Mᵐᵉ B .. avait eu recours, dans ce long intervalle, à toutes les pratiques rationnelles, voire même à tous les traitements conseillés par les bonnes femmes. Aucun moyen n'avait réussi à la débarrasser de cette affection. A Paris, depuis cinq ou six mois seulement, l'humidité habituelle du climat et ses grandes vicissitudes avaient exaspéré sa sciatique, et reproduit presque tous les trois mois sa crise goutteuse sur les membres pelviens. Les traitements qu'elle a subis sous notre direction ne réussissaient pas mieux que ceux qu'elle avait suivis dans d'autres lieux et par les conseils d'autres médecins. Nous l'avons soumise, il y a quinze jours environ, à l'usage des pilules de Lartigue. Elle était à cette époque dans un de ses accès de goutte aux pieds, souffrant cruellement depuis six jours et gardant un repos forcé. Deux pilules furent administrées à six heures du matin sans aucun effet apparent ; deux nouvelles pilules, prises à midi, n'opérèrent pas plus efficacement. Une troisième dose de deux pilules fut prescrite à six heures du soir ; deux heures après, des garde-robes réitérées, accompagnées de coliques et de défaillance, nous avertirent que le médicament agissait avec trop d'énergie. Des compresses émollientes sur le ventre, et, ce moyen simple n'étant pas suffisant, un seul quart de lavement avec la décoction de graines de lin calma les coliques, modéra les garde-robes, et provoqua une sueur générale copieuse suivie d'un sommeil tranquille, après lequel l'inflammation locale avait disparu presque entièrement. La sueur générale se soutint le lendemain ; il y eut encore, ce jour-là, deux garde-robes liquides sans coliques. Nous observâmes les mêmes phénomènes le lendemain. Sous leur influence, la fluxion goutteuse du pied acheva de se dissiper, et la douleur sciatique, qui ne manquait jamais de renaître à la disparition de cette fluxion, n'a pas encore reparu, quoique la malade se soit exposée depuis aux variations atmosphériques de ces derniers temps.

V. M. J. C., âgé de cinquante-huit ans, éprouve plusieurs fois dans l'année des douleurs cruelles dans la région épigastrique, précédées de vertiges, de céphalalgie et d'oppression. Deux ou trois jours après ces symptômes, le pied et le genou deviennent le siége d'une fluxion qui retient M. J. C. au lit pendant douze ou quinze jours au moins. Les pilules de Lartigue ont été administrées chez ce sujet à l'apparition de la fluxion goutteuse sur les jambes ; nous n'avons pas osé les prescrire au moment où la goutte glisse, pour ainsi dire, de la tête à la poitrine, et de la poitrine à la région gastrique. Grâce à leur administration, des garde-robes se sont déclarées à la suite de la quatrième pilule et ont fait évanouir, peu d'heures après, l'appareil inflammatoire des membres pelviens, de manière à permettre au patient de se promener assez lestement dès le lendemain.

Les faits qui précèdent, et ceux beaucoup plus nombreux recueillis déjà depuis quelque temps, ne permettent plus de douter que les pilules de Lartigue ne remplissent parfaitement l'indication la plus urgente dans le cas de goutte, savoir : d'enrayer, de calmer ou de guérir les accès. Mais ces pilules guérissent-elles la goutte et l'empêchent-elles de se reproduire, comme le fait par exemple le quinquina à l'égard de la fièvre périodique? On peut l'espérer sans doute ; cependant les faits observés jusqu'ici n'autorisent pas encore cette conclusion ; ce qu'ils établissent, et c'est déjà un résultat assez brillant, c'est qu'il y a peu de crises de goutte qui ne trouvent dans l'usage de ces pilules un remède très-efficace et très-prompt.

FUSTER, professeur agrégé.

Bulletin de Thérapeutique.

(Mai 1841.)

Après des considérations générales sur la goutte et sur les divers traitements employés pour combattre cette affection, le docteur Foissac s'exprime ainsi dans le numéro de mai 1841, du *Bulletin général de Thérapeutique* :

« D'après l'exposition que nous avons faite des méthodes et des remèdes proposés contre la goutte, on voit combien sont peu stables et certains les véritables principes du traitement de cette maladie. J'ignore le rang que les pilules de Lartigue occuperont un jour dans la thérapeutique ; cependant, encouragé à les employer par les articles du *Bulletin de Thérapeutique* et de la *Gazette des Hôpitaux,* ainsi que par la recommandation de M. Double, l'un des médecins les plus distingués de la capitale, j'ai acquis la conviction que ces pilules jouissaient de propriétés non équivoques, et qu'employées pendant un accès, n'importe à quelle période, elles calment promptement la douleur et dissipent le gonflement du membre affecté, sans aucun des inconvénients attachés aux préparations énergiques. C'est au temps, à l'expérience, seuls juges en de telles matières, à nous apprendre quel doit être l'effet du remède sur la réapparition des accès goutteux et sur l'affection constitutionnelle qui les engendre. Mais quand bien même les pilules de Lartigue ne pourraient prétendre à la guérison radicale de la goutte, elles n'en seraient pas moins un agent thérapeutique inappréciable, si on trouvait dans leur emploi la certitude de triompher, *citò, tutò et jucundè*, des attaques d'une maladie quelquefois si longue, si grave et si douloureuse. Je me contenterai de citer quatre observations particulières, la première seule avec détail ; les autres ne seraient qu'une répétition des mêmes effets survenus dans des circonstances pareilles.

I. M. le marquis de Ban..., âgé de cinquante-cinq ans, est de taille moyenne, d'un embonpoint assez considérable ; la face est colorée, la peau blanche et fine. Il eut une première attaque de goutte à l'âge de vingt-cinq ans ; il devint ensuite fort sujet à cette maladie, qui se portait ordinairement au gros orteil de l'un ou de l'autre pied, et quelquefois aux genoux. Les accès sont douloureux et longs, lorsque la goutte attaque cette dernière région. Plusieurs traitements ont été essayés pendant les accès, mais ils n'ont jamais paru avoir de l'influence sur leur durée et leur intensité. Enfin M. de B... a fini par ne rien faire, il se contentait de prendre une boisson adoucissante, et d'envelopper la partie affectée de goutte de flanelle et de taffetas gommé. En 1833, M. de B... a eu la pierre, dont il a été délivré par M. Pasquier fils, au moyen de la lithotritie. Le calcul était surtout formé d'acide urique, les urines charrient souvent du sable rouge. M. de B... habite ordinairement la campagne ; il se nourrit bien, ne commet jamais d'excès et fait beaucoup d'exercice. Il était à Paris depuis un mois, lorsqu'il fut pris, le 10 janvier, d'une douleur au coude du bras gauche, suivie de gonflement et de rougeur. Peu après. les deux pieds furent successivement entrepris. Le genoux droit devint douloureux le 15 janvier ; le 19, il avait acquis un volume presque double du gauche. La peau était luisante, la sensibilité vive, la douleur interne rongeante ; tout mouvement impossible. Sueur abondante, surtout la nuit, absence de sommeil, les urines sont claires et abondantes ; le pouls donne quatre-vingt-seize pulsations. Appelé dans la journée du 19, je prescris les pilules de Lartigue ; M. de B... en prend deux à trois heures, deux à six, deux autres à dix. Dans la soirée et la nuit engourdissement de tout le membre inférieur droit, quelques heures de sommeil, moins de sueurs ; urines plus copieuses. Le 20, le gonflement du genou est diminué d'un cinquième environ ; deux pilules à onze heures ; deux potages. A quatre heures, selle abondante, liquide, brune. Le 21, à cinq heures du matin, nouvelle selle. Le repos de la nuit a été plus long ; absence de douleurs aux pieds, et presque au genou. Peu de sueur, urines troubles ; pouls, quatre-vingt-quatre pulsations. Trois pilules dans la journée. Le 22, diminution marquée du gonflemeut, absence des douleurs, mouvements assez faciles de flexion et d'extension du genou. Selle liquide ; acide urique abondant dans les urines ; alimentation plus substantielle ; M. de B... fait quelques pas dans sa chambre. Trois pilules. Le 23, mêmes symptômes, avec progrès d'amélioration sensible. Le 24, quatre selles ; suspension des pilules. Le 25 janvier et les jours suivants, par un froid rigoureux, le malade sort et marche plusieurs heures sans inconvénient et sans rechute. M. le marquis de B... estime que sans les pilules de Lartigue il aurait gardé le lit de cinq à six semaines. Il m'écrit, le 12 mai, qu'il n'a point cessé de ressentir les bons effets de son traitement, et que depuis, sa santé a été parfaite. Il ajoute que plusieurs de ses amis, à qui il avait recommandé les pilules de Lartigue, lui écrivaient de Paris pour le remercier de leur avoir indiqué un remède aussi salutaire.

II. M. M..., âgé de soixante ans, d'une constitution pléthorique et vigoureuse, a éprouvé à de longs intervalles des accès de goutte tantôt à un pied, tantôt à l'autre. Ces attaques sont devenues plus fréquentes depuis qu'il a quitté les habitudes d'une vie laborieuse, sans rien retrancher d'une nourriture abondante et choisie. L'hiver dernier, la douleur goutteuse ne quittait presque pas le pied droit ; les soulagements étaient courts et insignifiants. Le 4 janvier 1841, je fis prendre huit pilules de Lartigue, deux à la fois, séparées par quatre ou cinq heures d'intervalle. Nourriture légère, sommeil profond la nuit ; dans la matinée du 5, les douleurs et le gonflement ont disparu : promenade à pied. Dans la soirée, trois selles abondantes. Quinze jours plus tard, nouvel accès : mêmes pilules employées avec un succès aussi prompt et aussi décisif. Dans le mois de mars, troisième attaque : même remède suivi du résultat le plus satisfaisant. Depuis, la guérison s'est maintenue.

III. M. T..., âgé de trente-quatre ans, fort et sanguin, vivant dans l'aisance et le repos, a éprouvé cinq ou six attaques de goutte. A la dernière, en 1840, après plusieurs jours de souffrances, il recourut au sirop de Boubée, qui le soulagea, mais en déterminant une vive irritation intestinale d'assez longue durée. Repris de la goutte dans le mois de mars 1841, il avait un gonflement fort douloureux du pouce du pied gauche, qui le tenait à la chambre depuis cinq jours. Le 9, d'après ma prescription, il prit deux pilules à trois heures, deux à cinq, deux à dix. Le lendemain, M. T... pouvait mettre des bottes étroites, et faire une longue course dans Paris. Il s'étonnait de n'avoir éprouvé de ses pilules d'autre effet que la guérison ; mais dans la nuit du 11, il fut purgé avec quelques coliques, qui ne reparurent plus le lendemain. Il n'a pas eu de récidive.

IV. Dans l'été de 1835, M. le vicomte de C... a éprouvé une attaque de goutte caractérisée au pied gauche. Depuis, il a été soulagé de divers accidents névralgiques par les eaux de Tœplitz, et par le traitement de M. Turk. Au mois de février 1841, atteint d'une grande constriction à l'épigastre, d'un gonflement de la lèvre supérieure, et d'un sentiment de plénitude aux pieds et aux mains, que j'avais toujours considérés comme une attaque de goutte anomale, je fis prendre six pilules de Lartigue. Le lendemain il y eut un soulagement notable. Le malade éprouva les effets d'un purgatif doux, et rentra immédiatement dans les habitudes de sa santé ordinaire. »

L'Esculape.

(19 mars 1841.)

Nous n'avons rien dit jusqu'ici des pilules antiarthritiques de Lartigue, parce que, comme le savent très-bien les lecteurs de *l'Esculape*, il n'est pas dans nos habitudes de nous trop presser de parler des nouveaux médicaments, et que nous ne nous décidons à en faire mention que lorsque le temps et une certaine expérience leur ont attiré à juste titre la considération des praticiens. Telles sont, si nous sommes bien renseigné, et si nous en croyons aussi nos propres expérimentations, les conditions actuelles de la préparation

antigoutteuse, connue sous le nom de *pilules antiarthritiques de Lartigue*. Disons-le tout d'abord,
le médicament dont il s'agit est un remède secret,
et nous le déplorons avec la plupart de nos confrères, car nous réprouvons, pour notre compte,
l'usage établi de taire au public la formule des
moyens médicaux auxquels l'expérience est forcée
d'accorder une grande puissance thérapeutique ;
nous ajoutons que les bonnes préparations (et
celle-ci est de ce nombre) ne perdront jamais rien
à être soumises, dans leurs principes constituants,
au contrôle des pharmaciens et des médecins ; au
contraire, elles ne peuvent que gagner en passant
par ce contrôle, témoin les perfectionnements
successifs apportés presque chaque année aux
compositions pharmaceutiques les plus impor-
tantes ; aussi nous unisssons notre voix à celle des
autres médecins pour presser M. Lartigue de ne
pas différer davantage la publication des éléments
et des procédés de préparation du nouveau médicament.

Le médicament confectionné par M. Lartigue se
propose spécialement le traitement de la goutte et
des affections arthritiques appelées vulgairement
rhumatismes goutteux ou *goutte rhumatismale*. Aucun praticien n'ignore combien ces affections
étaient rebelles jusqu'à présent aux ressources
thérapeutiques ordinaires, combien elles étaient

désespérantes par leur opiniâtreté et par leurs douleurs, combien enfin elles étaient menaçantes lorsque par elles-mêmes ou par quelques fâcheuses circonstances elles envahissaient les organes essentiels ou les cavités centrales. Les pilules en question tendent à guérir cette grave affection en l'usant en quelque sorte dans chacune de ses attaques, et peut-être encore par une vertu directement spécifique. Quoi qu'il en soit de leur mode d'action, toujours est-il qu'elles sont devenues désormais entre les mains des gens de l'art l'arme la plus efficace, soit pour obtenir un prompt soulagement à l'instant même des attaques, soit pour éloigner les attaques, soit enfin pour en affranchir les malades indéfiniment. Ainsi s'explique la vogue qu'elles reçoivent et l'usage que ne cessent d'en faire, à Paris et dans la province, les praticiens les plus en réputation.

Mais pour être efficaces, disons mieux, pour ne pas produire des inconvénients, les pilules de Lartigue doivent être employées dans des conditions particulières dont le médecin seul peut apprécier l'opportunité ou déterminer l'opposition. M. Lartigue a senti de bonne heure la nécessité de cette intervention, car il a décidé que ces pilules ne seraient jamais administrées sans une ordonnance de médecin. Et en effet, nous avons eu plusieurs fois la preuve de la convenance d'une semblable

mesure. Des malades qui avaient pris d'eux-mêmes, et sans en référer aux avis des gens de l'art,
des pilules de Lartigue, ont éprouvé, les uns, des
superpurgations, les autres, au contraire, n'en ont
reçu aucune espèce d'amélioration. Il serait in-
juste d'imputer au remède des conséquences qui
ne doivent revenir qu'au mode vicieux de son administration. Les pilules de Lartigue ne sont nullement nuisibles quand on y a recours avec les
précautions convenables et en temps opportun.
Loin de là, les nombreux médecins qui les admi-
nistrent journellement fournissent des preuves ir-
réfragables qu'elles représentent la substance mé-
dicamenteuse la plus appropriée aux caractères
protéiformes de la goutte et du rhumatisme. Notre expérience personnelle se trouve d'accord avec
le sentiment unanime des médecins qui les ont
employées. Maintes fois nous en avons appelé à
l'action de ces pilules contre des attaques de
goutte régulière, contre des métastases goutteuses,
contre des rhumatismes goutteux généraux ou
partiels, et toujours nous en avons retiré des
avantages prompts et sûrs, que nous avions de-
mandés en vain, dans des circonstances analogues,
à l'immense arsenal des agents thérapeutiques
préconisés pour ces affections.

L'excellence de la préparation de Lartigue bien
constatée par ces témoignages authentiques,

voyons maintenant quelles sont les indications et les contre-indications de son usage, et de quelle manière il faut procéder à son administration.

La goutte se compose, comme on sait, d'une période d'intermittence et d'une série de crises ou d'exaspérations qui constituent ce qu'on appelle vulgairement *une attaque de goutte*. Les attaques de goutte, d'abord plus ou moins éloignées, se rapprochent de plus en plus et finissent par clouer les malades pendant six ou huit mois de l'année dans leur lit ou sur leur fauteuil. Ce n'est pas tout : à mesure que les attaques se rapprochent, la goutte tend à devenir anomale, c'est-à-dire qu'au lieu de s'établir aux extrémités pelviennes et d'accomplir là les nombreuses scènes du tableau d'une attaque, elle fait irruption dans les centres organiques, et détermine, suivant la cavité qu'elle affecte, ici des coliques violentes et l'appareil symptomatique d'un choléra ou d'un iléus, là une suffocation et des spasmes des organes thoraciques, simulant tantôt l'asthme, tantôt un anévrysme du cœur ou des gros vaisseaux, tantôt une angine de poitrine, ailleurs une somnolence invincible, un coma ou une apoplexie. Nous n'avons pas besoin de faire remarquer tous les dangers de semblables métastases ; les médecins savent que c'est par ces gouttes anomales que périssent en général les goutteux.

Les pilules de Lartigue enrayent les attaques de goutte régulière, préviennent ces terribles métastases et rappellent à l'état normal la goutte déviée.

Dans les attaques régulières, lorsque la cavité digestive est intacte, six ou huit pilules, administrées deux à deux à des distances convenables, apaisent en quelques heures les douleurs les plus cruelles, dissipent le gonflement des pieds, résolvent l'appareil inflammatoire et rétablissent la liberté des mouvements des membres. Nous avons vu plus d'une fois des malades de cette espèce qui étaient jadis retenus jusqu'à deux ou trois mois dans une immobilité plus ou moins complète par leurs attaques de goutte au pied; nous avons vu, disons-nous, plusieurs de ces malades se relever et reprendre leurs exercices de la veille au lendemain sous l'influence de ces pilules. L'intensité des symptômes phlogistiques n'offre pas une contre-indication à leur usage; au contraire, l'expérience atteste qu'elles ne réussissent jamais plus complétement que dans les attaques de goutte inflammatoire. On les fait prendre une à une ou deux à deux, suivant la susceptibilité gastrique des sujets, de quatre en quatre ou de six en six heures. Les premières doses calment ordinairement les douleurs au bout de cinq à six heures; mais le calme manque rarement d'arriver

dans l'espace de vingt-quatre heures. Nous ferons
à cet égard une remarque essentielle : c'est qu'il
importe de ne pas se borner à user de ces pilules
jusqu'à l'apparition de la rémission. Souvent,
quand on les interrompt à cet instant, les symptômes renaissent deux ou trois jours après et re-
plongent les malades dans la même situation.
L'emploi des pilules doit être continué plusieurs
jours encore depuis que la rémission a paru; seulement on en réduit progressivement la quantité.
C'est ainsi, du reste, qu'on est obligé de se com-
porter dans le traitement rationnel des fièvres
d'accès et généralement de toutes les affections
périodiques. Le traitement de la goutte par les
pilules de Lartigue se règle exactement d'après
les mêmes principes. Si l'on en supprime l'administration dès que les symptômes sont passés, on
a tout lieu de s'attendre à une rechute prochaine
des attaques.

Quand la goutte est anomale et se loge sur les
grandes cavités, il faut distinguer les cas où elle
occupe la tête ou la poitrine, des cas où elle occupe les voies gastriques. Lorsque les voies gastriques se trouvent intéressées, l'irritation de ces
organes oblige à faire précéder l'administration
des pilules de l'application de topiques émollients
et de lavements de même nature. En outre, les
pilules seront prises aux plus petites doses possi-

ble, en ayant soin, pour surcroît de précaution, d'éloigner l'administration des doses au moins de quatre heures. Les cas de cette espèce sont ceux qui exigent le plus de sagacité de la part des praticiens et où l'action de ce moyen se fait attendre le plus longtemps. Le traitement de la goutte anomale fixée sur la poitrine ne diffère pas essentiellement du traitement de la goutte régulière; la seule différence, c'est que la goutte anomale de la tête ou de la poitrine réclame, toutes choses d'ailleurs égales, et de plus fortes doses et des doses plus rapprochées du médicament.

Outre les accès de goutte, l'emploi des pilules de M. Lartigue en retarde le retour, si même il ne le prévient pas entièrement. Nous connaissons des goutteux affligés anciennement deux fois par an d'attaques de cette maladie, et qui n'ont pas encore revu leurs attaques habituelles depuis qu'ils se sont astreints à prendre de ces pilules toutes les semaines. Ces malades parviendront-ils à se débarrasser à jamais de la goutte en persévérant dans le même traitement? en d'autres termes, les pilules de Lartigue neutralisent-elles le principe arthritique? C'est une question que le temps seul peut résoudre. En attendant, il est bon de constater qu'elles enlèvent les attaques au fort de leur action et qu'elles ajournent au moins le retour des crises.

Les pilules antiarthritiques opèrent sensiblement de deux manières : elles déterminent, sans
coliques ni tranchées, des évacuations alvines,
bilieuses ou séreuses très-abondantes. Cet effet est
ordinairement le premier. Il se déclare douze,
quinze et quelquefois vingt et vingt-quatre heures
après le commencement de leur usage; le nombre des pilules employées avance ou retarde en
général ce premier effet ; cependant il se prononce
plus tôt ou plus tard par les mêmes doses du médicament, à raison de la susceptibilité des sujets.
On rencontre même des malades chez lesquels le
tube digestif n'est jamais troublé, à quelque dose
que cet agent thérapeutique ait été élevé. Mais il
importe de remarquer que si les évacuations alvines aident ou concourent le plus souvent à l'action curative des pilules, elles ne sont pas cependant une condition indispensable de cette action dé-
finitive. Il n'est pas rare d'obtenir leur effet
curatif complet, quoique les sujets n'ait pas eu de
garde-robes.

Un second effet des pilules antiarthritiques, c'est
d'amener une sueur douce, copieuse. Rien ne sou-
lage davantage que l'écoulement de cette sueur ;
presque tous les malades en éprouvent le bienfait,
mais il n'est jamais plus appréciable que chez ceux
qui n'ont pas été purgés. Ce n'est pas que les autres
en soient privés ; il n'y a guère, à cet égard, que des

différences de degré. Ce phénomène succède presque toujours aux garde-robes répétées. On l'observe ordinairement dans les premières vingt-quatre heures de l'administration des pilules. C'est aussi vers cette époque que le bon effet de ces pilules se prononce avec netteté, en sorte qu'il est permis de penser que si la sueur en question n'est pas l'unique agent de leur efficacité, elle en est au moins l'un des agents les plus directs.

Bulletin de Thérapeutique.

Depuis le jour où le *Bulletin de Thérapeutique* et plusieurs autres journaux de médecine ont porté à la connaissance du public médical les propriétés vraiment spécifiques que possèdent les pilules de Lartigue dans les accès de goutte les plus aigus et dans quelques affections rhumatismales, beaucoup de praticiens, et je suis de ce nombre, ont eu l'occasion de s'assurer, par eux-mêmes de l'efficacité de ce nouveau remède, et sont venus confirmer, par des observations authentiques on ne peut plus concluantes, les résultats déjà obtenus par les médecins les plus éminents de la capitale. Aujourd'hui c'est un fait acquis à la pratique que la vertu qu'ont les pilules de Lartigue d'arrêter en

quelques heures, sans aucun inconvénient pour
les malades, les douleurs de goutte les plus intolérables ; aussi il est peu de médecins de la Rochelle qui n'accordent aujourd'hui toute confiance
à ce médicament, et cette confiance est, pour chacun de nous, basée sur l'observation de faits per-
sonnels, positifs et incontestables.

Parmi les médecins qui ont eu le plus souvent
occasion d'employer les pilules de Lartigue et de
se féliciter constamment de leur emploi, je dois
mettre au premier rang M. Delpech de Frayssi-
net, médecin en chef de l'hôpital militaire de la
Rochelle, et membre correspondant de l'Académie royale de médecine. Goutteux lui-même, il
doit, depuis longtemps, aux pilules de Lartigue
un repos dont il se croyait à jamais privé ; aussi
est-ce un des médicaments qu'il administre aujourd'hui avec le plus de confiance. C'est aux succès nombreux qu'il a obtenus à la Rochelle et à
Toulouse, et dont sa guérison n'est pas le moins
remarquable, qu'est due, en très-grande partie,
la propagation si rapide de cet agent thérapeutique dans ces deux villes.

La goutte est une maladie fort rare dans nos
hôpitaux militaires ; aussi les observations que je
vous adresse, et qui sont prises dans un bien plus
grand nombre d'autres, ont-elles pour objet des
rhumatismes chroniques plus ou moins anciens,

contre lesquels tous les traitements avaient été inefficaces, et qui ont été les uns guéris, les autres considérablement amendés par l'emploi des pilules de Lartigue.

I. Un soldat du 45e de ligne, âgé de vingt-sept ans, fut pris d'un rhumatisme très-aigu, qui porta successivement son action sur l'articulation coxo-fémorale droite et sur le genou du même côté. Des émissions sanguines générales et locales, les émollients de toute espèce, enfin le traitement antiphlogistique le plus complet, furent opposés à sa maladie.

Les symptômes s'amoindrirent, mais persistèrent ; en vain eut-on recours aux embrocations adoucissantes ou calmantes, aux purgatifs répétés, aux liniments résolutifs ; le mal resta stationnaire, et, au bout de trois mois, voici quel était l'état du malade : sa jambe est fléchie sur la cuisse, dont les muscles sont rétractés ; la douleur est légère au genou et à la hanche dans le repos, mais elle devient intolérable au moindre mouvement d'extension ; l'articulation coxo-fémorale paraît complétement percluse, l'articulation tibio-tarsienne n'a que des mouvements très-bornés. Le malade ne peut se lever sans béquilles ; il marche avec le membre sain, et n'appuie aucunement sur celui qui est malade, soit qu'il ne puisse l'étendre, soit que les douleurs deviennent intolérables. C'est dans cet état que nous avons administré les pilules de Lartigue ; elles ont été successivement employées, d'abord au nombre de six par jour, puis de quatre, puis de deux, et continuées pendant vingt-deux ou vingt-trois jours, en mettant un jour ou deux quelquefois d'intervalle, suivant l'intensité de l'action laxative des pilules. Toujours est-il que, le dixième jour de leur emploi, le malade, soutenu de deux béquilles, pouvait déjà allonger la jambe et appuyer légèrement le pied sur le sol ; le dix-huitième jour, le malade parcourait un assez long trajet sans béquilles, et le vingt et unième jour, il pouvait descendre au jardin sans appui et s'y promener. Ce fait peut être attesté par tous les médecins de l'hôpital de la Rochelle. C'est bien à l'action spéciale des pilules, et non à leur effet purgatif, que la guérison est due ; car avant l'emploi de ce remède, nous avons administré largement les purgatifs sans nul effet.

II. Voici un cas de rhumatisme musculaire et articulaire aigu guéri en quatre jours, sans autre traitement que les pilules de Lartigue.

Un autre soldat du 45e de ligne, âgé de vingt-huit ans, est apporté, le 7 juin dernier, à l'hôpital militaire de la Rochelle. Depuis dix jours, cet homme, d'un tempérament pléthorique, a été pris de douleurs rhumatismales aiguës qui, de la région dorso-lombaire, ont bientôt gagné les deux cuisses, puis les deux membres thoraciques. Au moment de son entrée, les douleurs sévissaient d'une manière violente sur les articulations et les muscles des bras et des avant-bras ; tuméfaction des deux membres supérieurs, sensibilité extrême au toucher, impossibilité du moindre mouvement ; rougeur circonscrite au pourtour de chaque articulation, surtout à celles des coudes et des poignets ; yeux rouges, teint animé, céphalalgie, soif vive, chaleur à la peau, pouls plein et fréquent, transpiration générale, abondante et presque continuelle, constipation opiniâtre depuis trois jours.

On fait à ce malade, au moment de son arrivée, une saignée de 300 grammes environ, qui n'amène aucune amélioration. Le lendemain, 8 juin, le malade est aussi souffrant ; la nuit a été très-mauvaise. A dix heures du matin, nous commençons les pilules de Lartigue ; nous en administrons deux. La même dose est répétée à quatre heures après midi et à dix heures du soir. Ce n'est que le lendemain matin que les garde-robes commencent : le malade en a huit en quelques heures, sans coliques. Les douleurs sont moindres ; urines peu abondantes, mais moins épaisses. Une seule pilule vers midi. Dans la nuit suivante, encore six garde-robes sans douleurs. Le matin du quatrième jour, la diminution des douleurs et du gonflement sont des plus remarquables ; il n'y a pas la moindre fièvre. Une pilule le soir. Le mouvement énergique porté sur l'intestin a, dès les premières vingt-quatre heures, fait disparaître la transpiration abondante qui depuis plusieurs jours baignait le malade. Nous avons observé chez lui une large éruption de *sudamina* sur le ventre, le devant de la poitrine, sur la face interne des membres supérieurs et inférieurs. Cette éruption à disparu au bout de deux jours. Cinquième jour, plus de douleurs, ni musculaires ni articulaires , plus de tuméfaction des membres ; quatre garde-robes dans les vingt-quatre heures ; encore une pilule le soir. Sixième jour, la roideur qui existait la veille a disparu, les mouvements sont libres ; cinq garde-robes. Septième jour, convalescence complète.

Ainsi voilà un cas de rhumatisme aigu guéri en quatre jours par un petit nombre de pilules de Lartigue, puisque le malade, qui en avait pris six le premier jour, n'en a pris ensuite qu'une seule par vingt-quatre heures jusqu'au septième jour, afin de soutenir l'effet du remède. Dans la convalescence, quelques douleurs s'étant renouvelées, il a suffi de quelques pilules pour les faire disparaître. C'est bien là une affection caractérisée, qui ne doit sa prompte guérison qu'au médicament dont il est question.

III. Je citerai encore un caporal du 45e, âgé de vingt-six ans, nommé Simon, entré le 18 juin à l'hôpital, avec une affection rhumatismale chronique fixée dans les articulations des vertèbres des lombes et de la masse commune du sacro-lombaire et du long-dorsal depuis trois mois. Le malade ne peut se mouvoir, et un seul décubitus est possible, celui sur le côté droit; les autres déterminent des douleurs intolérables. Tous les traitements avaient été sans effet. Le 21 juin, nous donnons les pilules de Lartigue à la dose de six, comme dans l'observation précédente ; transpiration. Six ou sept garde-robes, sans coliques; dans la matinée du lendemain, diminution des douleurs. Les pilules sont encore administrées, les 22 et 23 juin, à la dose de trois et de quatre, et continuent à maintenir la transpiration et à amener chaque jour quatre ou cinq garde-robes. Les douleurs diminuent avec une telle rapidité, qu'elles avaient complétement disparu le 24 juin, et que le ma-

lade pouvait se lever. Nous avons néanmoins, par précaution, continué encore les pilules pendant une di-
zaine de jours à la dose d'une toutes les vingt-quatre
heures.

IV. Parlerai-je d'un cas de rhumatisme chronique
compliqué depuis huit ans d'une amaurose incomplète,
jugée de nature rhumatismale, dans lequel les pilules
de Lartigue ont été employées, en désespoir de cause,
comme essai? C'était un soldat du 45e de ligne, âgé de
trente-quatre ans, nommé Legomart, entré le 25 mai à
l'hôpital. Le résultat n'a pu être complet, on le pense
bien ; cependant le remède a produit un effet qui doit
être noté. En dix jours, les douleurs articulaires générales ont cédé, et l'état des yeux a présenté une amélioration notable. La sensibilité excessive du globe ocu-
laire qui existait a entièrement disparu. Nous dirons
qu'ayant revu ce soldat cinq mois plus tard, il nous a
appris que pour la première fois il avait passé l'automne
sans douleurs, et qu'il y voyait assez bien pour se
conduire. Est-ce à l'action des pilules qu'il a dû ces
avantages ?

Nous n'avons donné ici que l'analyse de quel-
ques-unes des nombreuses observations que nous
avons recueillies avec les plus grands détails à
l'hôpital militaire de la Rochelle. Nous pouvons
ajouter, comme corollaire à ce qui précède, quelques faits généraux qui résultent des expériences
que nous avons faites. Ainsi, selon nous, l'action
thérapeutique des pilules de Lartigue n'est point

nécessairement soumise à leur action apparente :
l'augmentation des selles, des urines, des sueurs,
est loi nd'être aussi constante qu'on l'a établi.

L'action de ces pilules sur les voies urinaires
est aussi fort incertaine ; quelquefois elles aug-
mentent la sécrétion urinaire sans rien changer à
la nature des urines ; dans d'autres circonstances,
cette sécrétion cesse peu à peu ou presque tout à
coup d'être sédimenteuse ; dans d'autres enfin,
les pilules ne déterminent aucune modification ni
dans la quantité ni dans la qualité des urines.
Leur action diaphorétique est également fort irrégulière dans ses effets : nous avons vu la transpiration tantôt inonder le corps, tantôt se borner à
une légère moiteur, tantôt enfin n'être pas sensiblement provoquée. L'action des pilules sur le
tube digestif est aussi fort irrégulière ; mais elle
est moins inconstante. Généralement leurs bons
effets sur les affections rhumatismales semblent
être en proportion des effets purgatifs obtenus.
Néanmoins nous avons eu occasion de traiter plusieurs malades chez lesquels les pilules n'ont eu
aucune action apparente ni sur la peau, ni sur les
voies urinaires, ni sur le tube digestif, et chez qui
cependant les douleurs ont disparu avec assez de
rapidité.

CROUIGNEAU (de Fronsac),
Chirurgien militaire à l'hôpital de la Rochelle.

Bulletin de Thérapeutique.

Nous avons cru utile, il y a quelques années, de porter à la connaissance des médecins les vertus incontestables que possèdent les pilules de Lartigue contre la goutte. Nous avons fait taire à cette époque, comme nous le faisons aujourd'hui, une susceptibilité bien légitime. La formule de cet excellent remède n'a point été publiée, malgré toutes nos instances. Nous pourrions donc nous taire sur les services qu'il rend tous les jours aux médecins de Paris et de province. Mais le pouvons-nous? Soulager et guérir, n'est-ce pas ce que veut avant tout le praticien? Or les pilules de Lartigue sont un des médicaments les plus sûrs dans leurs effets; et il n'est pas de notabilité médicale qui ne les ordonne, et les nombreuses lettres que depuis cinq ans nous avons reçues à cet égard de nos confrères, et que nous n'avons pas publiées, attestent que dans les départements les pilules de Lartigue sont jugées comme à Paris.

Qu'on ne s'étonne pas de nos louanges. Nous sommes sous l'impression d'un résultat inespéré et des plus heureux obtenu par le remède en question. Un de nos proches, un autre nous-même, languissait depuis trois ans sous le coup d'une affection qui avait subi les transformations les plus extraordinaires. Dans le début, et pendant dix mois, ce fut une toux sèche incessante, avec oppression, émaciation, perte de forces ; malgré la constitution forte du malade, on craignait un travail de tuberculisation au sommet du poumon droit. L'usage des eaux de Cauterets triompha de tous ces symptômes. Après trois mois de bonne santé, de nouveaux accidents se montrèrent, mais cette fois ce fut vers le cœur. Ils consistèrent en intermittences nombreuses se continuant, quelque chose qu'on fît, sans interruption pendant quatre mois, et tenant le malade une partie de la journée dans un état d'angoisse souvent voisin de la lipothymie. Il serait difficile de dire tout ce qui a été fait pendant dix-huit mois qu'a duré cet état, surtout depuis dix mois où, à ce trouble de la circulation, s'étaient jointes des douleurs névralgiques atroces, occupant à la fois le trajet de la carotide gauche, le plexus brachial de ce côté, et s'irradiant jusqu'à l'extrémité des deux derniers doigts. Ces douleurs régnaient aussi, mais à un plus faible degré, à la partie postérieure du cou et le long de la colonne vertébrale jusqu'à la septième vertèbre dorsale et les parois gauches de la poitrine. L'existence était pour le pauvre patient un long martyre. Cette affection sans nom a mis en défaut la haute expérience de nos confrères les plus justement renommés. Toutes leurs prescriptions ont été sans le moindre effet ni sur les intermittences ni sur la douleur; et certes elles ont été suivies courageusement et fidèlement. Saignées, sangsues, ventouses, cautères sur la région du cœur, sulfate de quinine, purgatifs, antispasmodiques de toutes sortes, voyages, le malade a tout usé en vain, et il n'espérait plus que du temps quelque amélioration dans son état. C'est dans ces circonstances qu'il y a un mois, sur l'avis de M. Lisfranc, et d'après le conseil de M. Martin Solon, qui déjà plusieurs fois sur lui-même avait coupé court à un accès de goutte aiguë par quelques pilules de Lartigue, notre malade consentit à essayer encore de ce remède. Il prit deux pilules le soir en se couchant et deux autres le matin à jeun, et continua ainsi. Ces pilules ne le purgèrent pas; elles rendirent seulement le ventre libre, ce qui n'existait pas (une selle en vingt quatre heures), et amenèrent les trois premières nuits une transpiration visqueuse abondante. Les douleurs de la carotide et du cou, qui depuis dix mois n'avaient pas cessé un seul jour, et qui ne pouvaient être calmées, quand elles étaient trop fortes, que par l'emploi endermique de 2 centigrammes d'hydrochlorate de morphine, ces douleurs si terribles et si tenaces ont complétement disparu le quatrième jour de l'emploi des pilules de Lartigue, et le malade, depuis un mois, n'en a pas eu la moindre atteinte. Reviendront-elles? nous espérons que non. Les intermittences persistent encore, mais à un bien moindre degré ; les pilules de Lartigue sont continuées toujours à la dose de trois ou quatre par jour, et il est à espérer qu'elles triompheront aussi de ce trouble circulatoire, qui a pour origine probable, d'après le résultat de cette dernière médication, une cause rhumatismale ou goutteuse.

M. Lisfranc a vu aussi des accidents très-graves et rebelles à tous les moyens disparaître en quelques jours par les pilules de Lartigue. Voici l'observation qu'il nous transmet :

M. Charnaud, directeur de la maison de santé du boulevard Montparnasse, était depuis plusieurs années sujet à de violents accès de goutte, qui se renouvelaient deux ou trois fois par an. Le dernier de ces accès avait sévi, il y avait trois ans, non-seulement sur toutes les grandes articulations des membres thoraciques et abdominaux, mais encore sur les parois de la poitrine et de l'estomac. Tous les moyens ordinaires avaient échoué, et depuis dix jours la vie de M. Charnaud était en grand danger. Il fit usage des pilules de Lartigue ; les douleurs, l'oppression, les palpitations et les accidents du côté de l'estomac et du diaphragme furent complétement dissipés au bout de quatre jours; ils ne reparurent pas ; la convalescence marcha promptement : elle fut courte.

Trois ans se sont écoulés depuis l'heureux emploi du

précieux médicament que nous venons d'indiquer, et la
santé de M. Charnaud n'a pas cessé d'être parfaite.

Ces deux observations ont une importance
réelle. Elles prouvent que les pilules de Lartigue
n'ont pas seulement un effet curatif sur les accès
de goutte, mais qu'encore on peut combattre avec
avantage, par leur secours, ces affections indéfi-
nies et souvent très-graves qui ont leur source
dans un principe rhumatismal ou goutteux. Mais
c'est surtout dans la goutte aiguë que la puissance
du remède est inappréciable. Les cas de guérison
qui lui sont dus à notre connaissance sont considérables. Nous ne sommes pas étonné, vu les matériaux nombreux qu'il doit posséder, que M. le
docteur Alfred Lartigue soit sur le point de publier
un volume pour édifier ses confrères sur la valeur
du médicament que l'on doit à M. Lartigue père.
Peut-être est-ce dans ce livre que nous trouverons
la précieuse formule de ce remède. Nous le dési-
rons et nous l'espérons. Quoi qu'il en soit, nous
croirons toujours utile de mentionner les questions
nouvelles qui seront soulevées, en nous arrêtant
plus spécialement sur ce qui aura rapport au
traitement de la goutte aiguë.

Union médicale.

(Numéro du 26 décembre 1854.)

DES PILULES DE LARTIGUE CONTRE LA GOUTTE ET LES RHUMATISMES.

Les faits et observations qui constatent les bons effets de l'administration des pilules de Lartigue dans les diverses formes de la goutte sont aujourd'hui en si grand nombre, qu'il est peu de résultats thérapeutiques mieux établis et qui possèdent des preuves plus solides et plus respectables. Rappeler les noms de MM. Double, Fuster, Foissac, Miquel, Révolat, Bourges, Marc, Robert, Beaumetz, etc., etc., qui ont publié à cet égard les faits les plus probants, c'est rappeler à la fois l'expérience la plus consommée et la probité la plus incontestable. C'est un fait désormais acquis à la pratique, que les pilules de Lartigue, si elles ne guérissent pas la diathèse goutteuse, soulagent presque toujours le douloureux et si varié cortége de symptômes auquel elle donne lieu. Il n'est pas de praticien qui les ait employées qui ne reconnaisse que c'est là un immense avantage et un bienfait véritable.

Ce ne sont pas de nouveaux faits que nous voulons ajouter à ceux précédemment publiés en faveur des pilules de Lartigue contre la goutte; nous voulons faire connaître les résultats favorables de ce médicament dans les affections rhumatismales. C'est à notre correspondance médicale que sont empruntés les faits que nous allons publier. Voici la lettre que nous adresse M. Chaban, médecin à Reignac :

Monsieur le rédacteur,

Favoriser le véritable progrès, servir avant tout les intérêts de la science et de la vérité, sans acception de principe, sans égard pour les préjugés reçus, pour les positions acquises, tout en conservant cependant les formes les plus convenables, les ménagements les plus complets envers les hommes dont ils combattent les opinions et les institutions, dont ils attaquent les effets, tel m'a paru, depuis cinq ans que je lis votre estimable journal, le but que se sont proposé et que me paraissent avoir atteint les honorables rédacteurs de l'*Union médicale*.

Aussi est-ce avec confiance que je prends la liberté de vous adresser quelques observations sur les bons effets d'un médicament remarquable dans les affections goutteuses et rhumatismales, et que je vous en demande l'insertion dans les colonnes de votre journal, bien que l'auteur du médicament sur lequel je veux appeler l'attention de vos lecteurs en tienne encore la formule secrète ; je veux parler des pilules de Lartigue.

Comme vous, monsieur le rédacteur, je ne veux servir aucun intérêt particulier, je ne veux prêter aucun appui à une œuvre quelconque de charlatanisme ; je ne connais ni M. Lartigue de Bordeaux, ni la pharmacie Pelletier-Duclou à Paris ; je n'ai d'autre but, en écrivant ces lignes, que de rendre hommage à la vérité et de porter à la connaissance des praticiens des faits qui me paraissent dignes de fixer leur attention.

Après un préambule peut-être un peu long, j'arrive aux faits. Il y a cinq ans que, pour la première fois, j'entendis parler des pilules de Lartigue ; ce fut le docteur Sibileau, l'un des médecins les plus instruits et les plus consciencieux de nos contrées, qui me les fit connaître. Je les essayai bientôt, et je confirmai de suite par moi-même tout le bien que m'en avait dit mon honorable confrère. Voici dans quelle circonstance :

1. Mme veuve Musseaud, d'un tempérament sanguin, d'une constitution nerveuse, âgée aujourd'hui de soixante-cinq ans, a eu dans le cours de sa vie de violentes attaques de rhumatisme, dont l'action se portait principalement aux articulations des membres inférieurs, et

rendait à peu près impossible toute espèce de mouvement.

Des sangsues, des vésicatoires, des purgatifs répétés, des bains de vapeur, etc., etc., finissaient par triompher du mal, et dans l'intervalle des accès, intervalle qui durait rarement plus d'une année, Mme veuve Musseaud reprenait ses habitudes ordinaires, oubliant presque alors les cruelles douleurs qu'elle avait éprouvées ; sa santé générale était d'ailleurs excellente et ses fonctions digestives parfaites.

Tout à coup, au mois d'octobre 1845, après une averse qui l'avait surprise loin de chez elle et avait traversé ses vêtements de part en part, la laissant exposée à un froid humide pendant une heure environ, Mme veuve Musseaud est prise de douleurs vives dans les genoux et dans les articulations des pieds, accompagnées d'une fièvre violente. Une saignée, des tisanes diaphorétiques, deux purgations à un jour de distance, font tomber la fièvre ; mais les douleurs persistent, et les genoux prennent peu à peu un développement considérable. En vain le médecin appelé épuisa-t-il tous les moyens que la médecine mettait à sa disposition : purgations, liniments de toutes sortes, bains de Baréges, bains de vapeur, préparations de colchique, il ne put que lui procurer un peu de soulagement ; Mme veuve Musseaud restait à peu près percluse de ses membres inférieurs, et, après six mois de traitement, c'est à peine si elle pouvait se lever et faire quelques pas dans la chambre avec des béquilles.

Depuis trois ans elle était dans cet état, les genoux, les jambes et les pieds extrêmement enflés, ayant des douleurs continuelles dans les articulations et placée dans l'impossibilité presque absolue de marcher, lorsque je fus appelé pour lui donner des soins. Comme les moyens les plus rationnels employés par mon honorable confrère n'avaient produit aucun résultat avantageux bien sensible, je crus l'occasion favorable d'essayer l'effet des Pilules de Lartigue.

Je fis prendre à la malade, suivant les conseils de M. Lartigue, six pilules dans les premières vingt-quatre heures, et quatre pilules le jour suivant (j'en donnai deux de six en six heures le premier jour, et le lendemain deux le matin et le soir). Aucun effet sensible ne suivit d'abord l'emploi de ces pilules; les douleurs seulement parurent un peu moins vives à la malade; mais trente-six heures après l'administration des premières doses du médicament, Mme veuve Musseaud eut une garde-robe, qui fut suivie de cinq autres dans un laps de temps assez court, et, à mesure que les évacuations se succédaient, les douleurs allaient s'amoindrissant, et les mouvements des articulations des genoux et des pieds, impossibles depuis trois ans, se rétablissaient; en sorte que le troisième jour la malade allait et venait dans sa chambre sans autre secours que celui d'une canne, sur laquelle elle s'appuyait légèrement.

Après un repos de vingt-quatre heures laissé à la malade, dans la crainte d'irriter les intestins, qui cependant n'avaient nullement souffert de ces garde-robes répétées, je lui donnai chaque jour deux pilules (une le matin et l'autre le soir), et je lui en fis continuer ainsi l'usage pendant dix jours de suite.

Durant ce traitement, qui n'eut d'autre résultat apparent qu'une selle liquide chaque jour et une diurèse assez abondante, le mieux alla toujours augmentant, les douleurs cessèrent complétement, l'engorgement des articulations disparut; la malade reprit ses habitudes anciennes, c'est-à-dire qu'elle laissa de côté béquilles et bâton, et qu'elle marcha comme si elle n'avait jamais été malade.

Depuis cette époque, c'est-à-dire depuis le mois de septembre 1848, la santé de Mme veuve Musseaud s'est maintenue excellente, grâce à l'usage à peu près hebdomadaire de deux pilules de Lartigue.

II. Quelques mois après, je fus mandé auprès de la dame veuve Laval, ancienne bouchère, âgée de soixante-quatorze ans, qui, ayant appris le rétablissement de Mme veuve Musseaud, désirait que je lui donnasse des soins.

Cette dame, qui avait toujours joui d'une excellente santé, avait été, sans cause connue, prise tout à coup, six mois auparavant, de douleurs atroces dans les deux pieds, avec gonflement des articulations; mais comme elle n'avait, disait-elle, aucune confiance dans les médecins, elle n'avait appelé personne et s'était bornée, pour toute médication, à prendre trois fois par semaine deux cuillerées du purgatif de Le Roy, dont une de ses nièces avait le dépôt.

Malgré ces purgations répétées, Mme Laval souffrait toujours, et les douleurs et l'enflure, bornées dans le principe aux deux pieds, s'étaient étendues aux deux jambes, que je trouvai fortement œdématiées et d'une extrême sensibilité au moindre contact. Mme Laval ne pouvait d'ailleurs faire un pas sans être soutenue par sa domestique et appuyée sur deux béquilles. Malgré cela, absence complète de fièvre, appétit seulement un peu diminué.

Je lui prescrivis aussitôt les pilules de Lartigue, à prendre deux le soir même, deux le lendemain matin et deux le lendemain au soir; purgation très-faible, mais abondante diurèse dans la nuit, sans autre résultat; douleurs et enflure toujours les mêmes. Après vingt-quatre heures de repos, j'ordonnai deux nouvelles pilules le soir et deux le lendemain matin, et je fis continuer ainsi pendant six jours.

Dès le quatrième jour de ce traitement, Mme Laval remuait sans douleur ses deux pieds, et pouvait même les appuyer, et le sixième jour elle marchait presque sans peine dans l'intérieur de la maison. Je diminuai alors la dose des pilules et ne lui en fis prendre qu'une le matin et une le soir. Le mieux alla toujours se soutenant et, à peine quinze jours s'étaient-ils écoulés depuis que j'avais été appelé auprès de la malade, que je la rencontrai seule, allant à la messe, appuyée à peine sur un léger bâton; elle était à la distance de plus d'un kilomètre de chez elle.

Depuis, elle marche sans aucun aide et sans ressentir la moindre douleur; mais, pour conserver sa santé, dit-elle, elle prend régulièrement deux fois par semaine une cuillerée du remède de Le Roy, et de temps en temps quelques pilules de Lartigue. Mme Laval touche à ses quatre-vingts ans.

J'ai choisi ces deux anciennes observations parmi un

grand nombre que j'ai recueillies, pour montrer que l'amélioration produite par les pilules de Lartigue se soutient, et que la santé de ceux qui font usage de ce remède n'en est nullement altérée.

Permettez-moi, monsieur le rédacteur, d'en ajouter trois autres tout à fait récentes, et qui ont avec celles qui précèdent beaucoup de ressemblance; car, comme elles, elles se rattachent à des affections toutes rhumatismales.

I. M. D..., âgé de quarante-huit ans, d'une constitution nerveuse, sujet à de violentes migraines, dont les retours ont toujours été fréquents, a, dès l'âge de dix-huit ans, après des imprudences réitérées à la chasse au marais, été pris de vives douleurs rhumatismales dans l'articulation coxo-fémorale droite, sans fièvre, mais avec forte claudication. Des bains de rivière, quelques légères purgations, firent disparaître ces accidents, et pendant huit ans M. D... ne ressentit aucun effet de cette première attaque.

Mais au printemps de 1832, convalescent d'une légère attaque de choléra, les douleurs reparurent avec une intensité extrême dans la même articulation, et elles ne cédèrent qu'à l'usage des bains de mer pris à Royan, à l'embouchure de la Gironde.

Depuis, et à des intervalles plus ou moins rapprochés, M. D... est sujet à de fréquents retours de cette affection rhumatismale, dont l'action se porte principalement à l'articulation du genou droit, où elle occasionne un gonflement considérable.

Impossible d'énumérer ici tous les moyens que M. D...
a successivement employés. Cinq étés de suite le malade est allé aux bains des Pyrénées ; pendant huit ans
il a fait usage des bains de mer, il a suivi un traitement hydrothérapique, et malgré cela, à chaque instant
il est en proie à de cruelles attaques de rhumatisme.

Il y a deux mois encore, qu'après un léger refroidissement, M. D... est pris, au milieu de la nuit, d'une
atroce douleur à l'épaule gauche, avec difficulté de remuer le bras. La douleur persistant, je suis appelé. Le
malade est au lit, avec une forte fièvre ; les frictions sèches, les liniments rubéfiants et opiacés, un bain de
vapeur, un purgatif avec de l'eau de Sedlitz n'ont produit aucun effet ; il souffre horriblement, non-seulement en essayant de mouvoir le bras, ce qui, d'ailleurs,
est tout à fait impossible, mais même à la volonté
seule de faire faire à ce membre le plus léger mouvement.

Je prescrivis vingt sangsues : point de soulagement ;
j'appliquai un vésicatoire : rien absolument ; je mets
alors le malade à l'usage des pilules de Lartigue, qu'il
connaissait de réputation, mais qu'il n'osait employer
à cause d'une sensibilité intestinale habituelle.

Quatre pilules, prises dans les premières vingt-quatre
heures, produisent, à la suite de deux garde-robes, un
peu de soulagement et donnent au malade la possibilité
de changer la main gauche de place ; plus de fièvre.
Comme cette dose n'a pas fatigué les intestins, elle est
continuée le lendemain ; nouvelles garde-robes liquides,
nouvelle et notable amélioration ; le malade se lève,
s'habille et passe sa robe de chambre ; une pilule le

matin et une le soir sont données encore pendant deux jours, et la guérison de cette attaque est complète.

II. Pierre Signoret, laboureur, âgé de soixante-cinq ans, a eu, il y a sept ans, des douleurs rhumatismales dans la main gauche, avec gonflement. Pendant cinq ans, il a continué à souffrir, malgré l'emploi d'une foule de moyens empiriques ; des bains de sable, pris à Royan, paraissent seuls l'avoir rétabli. Depuis deux mois, cet homme est en proie à de violentes douleurs dans l'articulation coxo-fémorale gauche, s'irradiant jusqu'à l'extrémité du pied ; impossibilité absolue de marcher. Des sangsues, des vésicatoires, des fumigations, liniments, bains de vapeur n'ont produit aucun effet. Douze Pilules de Lartigue le rétablissent complétement.

III. Marguerite Renaud, âgée de soixante-trois ans, n'a jamais eu que des douleurs vagues. Depuis un mois, à la suite de fatigues dans les champs, où elle reste exposée à l'humidité d'un brouillard tout un jour, elle éprouve dans le genou gauche, avec enflure de l'articulation et impossibilité de se mouvoir, d'atroces douleurs rhumatismales. Cette femme n'a rien fait pour se soulager ; elle s'est contentée de souffrir. Appelé auprès d'elle par un des membres de sa famille, je la mets immédiatement à l'usage des pilules de Lartigue ; je lui en fais prendre six dans les premières vingt-quatre heures ; je la laisse reposer un jour et je lui en donne ensuite pendant deux jours, deux le matin et deux le soir. A la fin du quatrième jour, cette femme, déjà beaucoup mieux depuis quarante-huit heures, se trouve complétement rétablie et fait, pour le lendemain, le projet de reprendre dans les champs ses occupations habituelles. Ce projet, elle a pu l'effectuer parfaitement et n'a pas souffert depuis.

Ces faits, auxquels j'en aurais pu ajouter beaucoup d'autres, me paraissent prouver d'une manière évidente, sinon l'action spécifique des pilules de Lartigue, du moins les avantages incontestables de ce médicament dans les affections rhumatismales soit aiguës, soit chroniques, tout aussi bien que dans les affections goutteuses.

Si vous pensez qu'ils soient dignes d'être connus, j'espère les voir bientôt appréciés par les nombreux abonnés de l'*Union médicale*.

En attendant, recevez, monsieur et très-honoré confrère, l'assurance de mes sentiments les plus distingués.

Dr L. CHABAN.

La femme Debaude est âgée de cinquante-quatre ans, elle est parfaitement constituée, et à part trois grossesses des plus heureuses, elle n'avait jamais éprouvé la plus légère souffrance, le moindre dérangement dans sa santé, quand, il y a six ans, elle fut prise de violentes douleurs dans les articulations des pieds et des orteils, avec gonflement considérable, mais sans changement de couleur à la peau.

Des applications successives de sangsues procurent quelque soulagement, mais elles sont sans influence sur l'enflure, et ce n'est que quatre mois plus tard, après l'application de plusieurs vésicatoires volants et des purgations réitérées, qu'elle revint à la santé.

Deux ans se passèrent ainsi, quand tout à coup, à la suite d'un refroidissement, par un temps humide, elle fut prise de nouvelles et plus vives douleurs, qui envahirent successivement les poignets et la presque totalité des doigts de chaque main. Les moyens précédemment employés non-seulement furent sans effet, mais la malade se vit dans l'impossibilité de faire usage de ses mains. Un an presque s'était écoulé depuis l'invasion de cette affection rhumatismale, quand la femme Debaude vint me consulter. Je constate un gonflement considérable à la partie externe des deux poignets, mais principalement du poignet gauche; le même gonflement existe aux doigts, au niveau des articulations métacarpo-phalangiennes, où il forme un énorme bourrelet, surtout au médium, à l'index et à l'annulaire. La malade se plaint de douleurs intolérables.

Une expérience de vingt années m'ayant démontré l'efficacité des pilules de Lartigue dans les affections goutteuses et rhumatismales, je soumets la femme Debaude à l'usage de ces pilules, que je lui fais prendre de la manière suivante : deux pilules en se couchant, deux pilules à quatre heures du matin, deux pilules à midi, point le lendemain, une pilule matin et soir les jours suivants; j'ajoute des bains de pieds et de mains dans une lessive légère froide (une pelletée ordinaire de cendres pour 15 litres d'eau); le lendemain, après une légère purgation, la malade éprouve un mieux sensible, les douleurs se sont calmées, et le mouvement des poignets et des doigts est possible.

Ce traitement, continué pendant huit jours, a les résultats les plus satisfaisants; non-seulement les douleurs ont complétement cessé, mais les nodosités des articulations des poignets et des doigts ont sensiblement diminué de volume, et la malade reprend l'usage de ses mains et se livre à quelques légers travaux, ce qu'elle n'avait pu faire depuis plusieurs années.

Deux mois après, quelques légères douleurs s'étant de nouveau fait sentir aux pieds et aux poignets, je fais reprendre les pilules à la dose d'une matin et soir et continuer les bains de pieds et de mains alcalins froids comme précédemment, et continuer pendant une douzaine de jours; les douleurs cessent complétement, la gêne des articulations, le gonflement et la déformation des poignets et des doigts diminuent, mais ne disparaissent pas complétement.

Quoi qu'il en soit, la femme Debaude a repris ses anciennes habitudes de travail, et si depuis il lui est arrivé encore quelques douleurs, elles ont été passagères et ne l'ont pas empêchée de vaquer à ses occupations.

CHABAN,
Médecin à Reignac (Gironde).

M. le comte de R...., âgé de vingt-huit ans, d'un tempérament lymphatique, quoique d'une constitution robuste, est né de parents sujets aux attaques de goutte et aux affections catarrhales de la poitrine (1), — Il est habituellement d'une bonne santé, et depuis quinze ans que je donne des soins à sa famille, je ne l'ai jamais vu atteint d'aucune affection de quelque durée.— Parfois des douleurs rhumatismales, sans fièvre, se développent dans une épaule, dans un bras, et sont enlevées par l'application de la laine et de deux ou trois ventouses sèches, ou d'un cataplasme sinapisé. M. de R... est marié depuis un an environ, et continue de se bien porter.

Vers le 10 du mois dernier, M. de R..., se proposant de quitter le Midi qu'il habite, pour se rendre à Paris, ressentit, dans les bras et aux genoux, des douleurs légères qui ne l'empêchèrent pas d'entreprendre son voyage.

Il partit le 15 du mois, et fut obligé de s'arrêter à Tours, parce que ses douleurs étaient devenues vives, et qu'un état fébrile s'était déclaré. — Quelques boissons chaudes, en déterminant une sueur abondante, lui donnèrent un soulagement dont il profita pour achever son voyage. A son arrivée, le 19, il se mit au lit, et me fit appeler.

Je le trouve, le 20 au matin, en proie à de vives douleurs, la peau chaude, le pouls à 84, plein et résistant (dans l'état normal, le pouls donne 66 à 68) ; l'articulation du bras sur l'avant-bras, et celle du poignet droit sont chaudes, douloureuses et gonflées ; le genou du même côté est pris de la même manière.

La souffrance est si vive, dans les articulations

(1) Observation communiquée par M. le docteur Gaubert.

prises, que le malade redoute le plus léger contact ; un mouvement imprimé aux membres malades lui arrache des cris de douleur.

D'ailleurs, à l'état fébrile se joint la constipation depuis plusieurs jours ; les urines, bourbeuses, peu abondantes (200 à 300 grammes), rendues en une seule fois dans les vingt-quatre heures ; la langue est saburrale, et l'inappétence complète. Je prescris la diète, une tisane rafraîchissante, diurétique, et une purgation (pulpe de tamarin, crème de tartre et séné en poudre) ; recouvrir les articulations de graisse camphrée ; un bain pour la soirée.

Le 21, je ne trouve aucun symptôme amendé, et même l'épaule gauche fait éprouver de vives douleurs. Je prescris alors les pilules de Lartigue, par doses de deux, de huit en huit heures. Au bout de vingt-quatre heures, le malade éprouve un peu de soulagement, et laisse toucher ses articulations, mais avec crainte encore ; la peau est moins chaude, et son pouls à **74-76**, moins résistant. Les urines, toujours rouges, ont un dépôt moins épais et moins rouge. Je prescris quatre pilules à prendre en deux fois dans les vingt-quatre heures.

Le 29, le mieux s'est confirmé ; le pouls est à peu près normal ; les urines, encore un peu colorées, ne déposent plus. Des sueurs abondantes, survenues dans la nuit, ont rendu le mouvement aux articulations, que l'on peut toucher sans exciter de douleurs ; les mouvements sont encore gênés ; il n'y a eu aucune action purgative produite par les pilules.

Je prescris la bière coupée d'eau, et l'eau de Seltz

pour boisson, parce que j'ai souvent observé qu'à la suite des pilules de Lartigue, ces boissons ont produit des effets purgatifs prononcés. Le 24, je trouve le malade levé dès neuf heures du matin ; il accourt à moi triomphant, huit ou dix garde-robes l'ont entièrement dégagé ; il lui semble, me dit-il, que chaque mouvement des entrailles achève de le débarrasser ; les urines sont normales.

M. de R... se remet aux aliments à partir de ce jour ; il prend chaque jour deux pilules pour maintenir la révulsion sur le canal intestinal ; — Le 27, il a pris en tout dix-huit à vingt pilules, et il rentre dans toutes ses habitudes de santé.

FIN.

TABLE DES MATIÈRES.

PREMIÈRE PARTIE.

CONSIDÉRATIONS GÉNÉRALES SUR LES CAUSES ET LA NATURE DE LA GOUTTE.

DEUXIÈME PARTIE.

HYGIÈNE DES GOUTTEUX.

TROISIÈME PARTIE.

**CONTREFAÇONS DES PILULES DE LARTIGUE , DANGER QU'ELLES
PRÉSENTENT AU POINT DE VUE DE L'HYGIÈNE.**

Formules de M. Bouchardat. —Elles ne sont point
celles des pilules de Lartigue. —Effets de leur

QUATRIÈME PARTIE.

OBSERVATIONS PRATIQUES SUR LES EFFETS DES PILULES DE LARTIGUE.

Extraits des journaux de médecine.

FIN DE LA TABLE DES MATIÈRES.

Paris. — Typographie A. Hennuyer, rue du Boulevard, 7.

9 782019 242992